医药商品储运员实战教程

主编　孙志安

中国医药科技出版社

内 容 提 要

　　本书详细介绍药品批发企业、药品零售连锁企业及药品物流配送中心的药品储存业务活动。内容涉及物流知识、药学知识、药事法规知识、财务票据知识和业务流程，是一本新颖、创新、实用的参考书，可为医药商品储运员做好药品的保管、养护、验收等工作提供帮助，也可作为医药类中等、高等职业教育药品仓储与养护课程的教材，还可用于医药商品营业员、医药商品购销员、医药商品储运员等上岗培训。

图书在版编目（CIP）数据

　　医药商品储运员实战教程/孙志安主编 . —北京：中国医药科技出版社，2014. 10

　　ISBN 978 - 7 - 5067 - 6843 - 6

　　Ⅰ . ①医… Ⅱ . ①孙… Ⅲ . ①药物贮藏 ②药品管理 Ⅳ . ①R954

　　中国版本图书馆 CIP 数据核字（2014）第 183522 号

美术编辑　　陈君杞
版式设计　　郭小平

出版　中国医药科技出版社

地址　北京市海淀区文慧园北路甲 22 号

邮编　100082

电话　发行：010-62227427　邮购：010-62236938

网址　www.cmstp.com

规格　787×1092mm 1/16

印张　15 1/2

字数　284 千字

版次　2014 年 10 月第 1 版

印次　2014 年 10 月第 1 次印刷

印刷　河北新华第一印刷有限责任公司

经销　全国各地新华书店

书号　ISBN 978 - 7 - 5067 - 6843 - 6

定价　38.00 元

编委会

主编　孙志安

编委　孙志安（广州市医药职业学校）

　　　陈军辉（广州市医药有限公司）

　　　程洪家（天津力生制药股份有限公司）

　　　黄艳春（上海百岁行药业有限公司）

　　　李元辉（广东本草药业连锁有限公司/

　　　　　　　东莞本草药业连锁有限公司）

　　　于淑娣（天津力生制药股份有限公司）

　　　习中达（云南白药大药房有限公司）

前言
Preface

近年来互联网、物联网高速发展，伴随着中国药事法规的不断发展和健全以及物流技术在药品流通企业的普及，药品流通企业的集中度在逐渐提高，对药品仓库储存与养护的技能型人才的需求量越来越大。系统介绍医药商品储存与养护的教材或参考书很少，已有的书籍相关内容远远不能跟上时代潮流，实用性不强，远远滞后于药品批发企业、医药物流配送中心或药品零售连锁企业对药品仓库储存与养护技能型人才的需求，伴随着第三方医药物流的兴起，这种矛盾越来越突出，为普及医药商品储存、养护知识，提高储运员水平我们编写了本书。

本人从事中职医药教育近20年，对市场上仅有的几本药品仓储与养护技术类教材及参考书有着比较深切的了解，这些书的参编者大多是在校教师，缺少对生产实际的调查研究和深入了解，缺少对相关法规的深度解读，缺乏对药品批发企业职业岗位所需的专业知识和实践能力的掌握，缺少药品批发企业一线员工的参与，而药品仓储与养护技术是一门实践性非常强的学科，如果教材或参考书微观内容的设计与编排不能跳出理论体系的藩篱，这样的教材或参考书就不能适应职业的需要，体现不出它的实用价值。

本人盛情邀请了广州市医药有限公司质管部资深药师陈军辉先生，广东本草药业连锁有限公司/东莞本草药业连锁有限公司 CEO、执业药师李元辉先生，云南白药大药房有限公司总经理、资深药师习中达先生，上海百岁行药业有限公司副总经理、执业药师黄艳春女士，天津力生制药股份有限公司销售部部长、副主任药师、执业药师程洪家先生以及天津力生制药股份有限公司化验员、执业药师于淑娣女士参加编写，并得到了广东省食品药品监督管理局流通处卢君强副处长的大力指导，修修改改，经过一年多终于完成了本书的编写。

本书的主要内容有药品仓储与养护概述、物流仓库与设备、医药物流与第三方物流、拣货作业与物流信息化、药品采购、药品出入库、药品包装的重要内容、药品说明书和标签的验收、药品在库养护、特殊管理药品的经营要求、药品的运输、安全消防、药品稳定性和常见剂型的储存与养护等。

与同类传统教材或参考书比较，本书有以下特色。

1. 本书高度结合2013年6月1日实施的新修订的《药品经营质量管理规范》（GSP），内容新颖、及时，而且对相应条文做了重点解读。

2. 由于药品批发企业质管部的专家、高管和药品生产企业的高管参与编写，使得本书高度契合药品批发企业仓库的实际业务。

3. 在重要单元里，重点介绍了相关业务所依据的相应法规或条文。

4. 书中有大量图表阐述说明相关内容，图文并茂，直观性强，与药品流通企业业务密切相关的图更是便于学习者理解和加深记忆，这在同类书中是极为少见的。

5. 纠正了某些同类书的错误认识，如药品包装上的批准文号、有效期，特殊管理药品的范围，药品生产企业药品出厂之前的质量检验和药品批发企业药品入库前的质量验收的混淆，常见剂型的质量变异等。

6. 适当介绍了物流知识，尤其是将相关药学知识与物流知识、互联网知识高度结合起来，如中国药品电子监管码的介绍，各种票据、许可证、首营企业、首营品种的各种资料在网络上的查询截图。

7. 由于药品流通企业业务复杂，各种流程图、总结图的绘制大大方便了学习者记忆。

8. 本书非常注重每个单元后实训题的设计。这些题实践性非常强，要辅以互联网或药品成品实物，有助于学习者对药品包装的认识、各种证书的查询验证、真假劣药的判断等。

9. 本书分为两篇，上篇为药品仓储实务，下篇为药品养护知识，以往的同类书籍很少将不同剂型药品的养护知识单列一篇。

本书内容新颖、创新、实用，涉及面广，翔实透彻，包括物流知识、药学知识、药事法规知识、各种财务票据知识、业务流程，重点培养从业者从事药品专业领域实际工作的基本技能、从事药品储存与养护技术工作和管理工作的能力。本书不仅可为医药商品储运员做好药品的保管、养护、验收等工作提供帮助，也可作为医药类职业教育药品仓储与养护课程的教材，还可供医药商品营业员、医药商品购销员、医药商品储运员上岗培训使用。

本书凝结了本人20年从事药品仓储与养护授课之经验和心得，更是凝结了本人与药品批发企业、药品生产企业、药品零售连锁企业专家、高管人员的辛勤劳动。

个人的知识终究有限，这本书很难尽善尽美，想到此处，便不免有些忐忑，然而再想到我们毕竟已经竭尽所能去推动药品仓储与养护教材和参考书的建设与实用技能型人才的培育，也就坦然了。

我由衷地向关心和支持本书编写工作的广州市医药职业学校陈明校长、丘东晓副校长、何倩副校长致以深深的谢意！感谢各位编委的努力！

希望本书能为药品流通领域仓储与养护实用型技能型人才的培养提供帮助，能为改变医药类职业教育的一些现状做点贡献。书中如有疏漏偏差之处，请广大读者批评指正，本人深表谢意！

孙志安
2014 年 6 月

目 录
CONTENTS

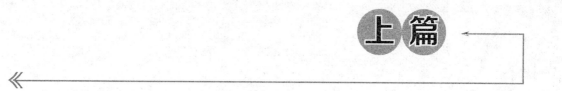

上篇

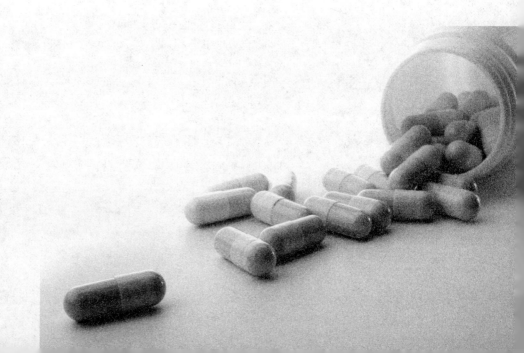

第一单元

药品仓储与养护概述

第一节 药品仓储与养护的必要性和现状

一、药品仓储与养护的定义

药品仓储与养护包括药品仓储与药品养护两个方面。

仓储包括仓和储两个方面。仓，即仓库，是为存放物品而设置的建筑物或场地。储，则是指对物品进行收存、管理、交付使用等行为。

药品仓储是指药品从生产到消费领域的流通过程中在一定地点、一定场所、一定时间内的停滞而形成的储备。在这一阶段人们要对药品进行检验、保管、养护、流通加工、集散、转换运输方式等多种作业。

药品养护是指在药品储存的过程中运用现代科学技术与方法，对药品质量进行科学保养与维护、合理储存、确保药品在储存期间的质量完好的一门应用科学技术。

实际上药品在生产、经营（批发和零售）、医院药房等过程中都存在仓储和养护环节，但是鉴于药品批发企业最主要的职能是药品的储存与养护，本书主要集中于药品批发企业的药品仓储与养护的讲解。

二、药品仓储与养护的作用

（一）保证药品质量

药品仓储是药品进入流通领域的第一道栅栏，不合格药品不许入库也不得进入流通市场，从而起到保证药品质量和保护用户利益的作用。

（二）保证药品的使用价值

药品是特殊商品，药品批发企业的基本职能是储存与养护药品，保证药品在库不丢失不损坏，数量准确、质量完好，保证药品的使用价值，即满足人们防病治病的需要。

（三）保证市场供应

药品流通是连接生产和消费的桥梁，国家为了保证药品供应的不间断以及市场需求，预防突然的疫情和灾情发生，就需要有一定数量的药品供应储备和战略储备，以供市场需要和突发灾情疫情等急需时使用，这就需要药品批发企业承担这些职能。

（四）提高企业的经济效益

药品仓储与养护虽然不能改变药品的使用价值，但能提升药品的价值；仓储与养护过程中的流通加工如挑选整理、分类编配、拆整分装等虽不创造新的产品，但能在原有产品上追加价值，为社会创造新的价值。

三、药品批发企业的必要性

当前有种论调认为药品价格高企与药品批发企业的存在、经销环节多和层层加价有关，应该取消药品批发企业，消费者、医院和药店可以直接从药厂买药，这种看法貌似合理、能降低成本，但实际是错误的，也根本行不通。

（一）医药行业供应链各节点的特点（图1-1）

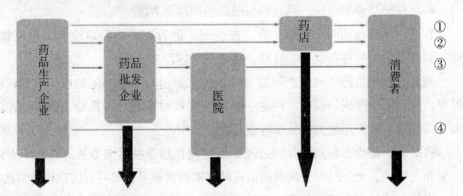

数量	6000 家左右	13000 家左右	22000 家左右	42 万家左右	超过 13 亿多
地点	大中城市	大中小城市	城市乡镇	城乡农村	机动
经营半径	全国	半径约 500km 内可达全国	半径大小不一	半径平均不超过 1000m	就近买药
经营品种	平均每个药厂两个品种	平均 3000 个，可达上万个	数量大小不一	平均 3000 个可达 5000 个	需求品种少
经营规格	单个品种规格多	规格相对较多	一品双规	规格少	需求规格少
经营特点	单个品种产量销售量巨大	销售量大，周转快	销售量大，周转快	销售量少周转慢	需求数量少

我国医药市场约有 16000 个药品品种（包括进口药品约 6000 种）

图1-1　我国医药行业各节点之特点示意图

（二）结论

1. 我国地域辽阔，6000 多家药厂相对比较分散，每个药厂品种不多但产量巨大，医院药店更为分散且需要多品种多规格单个品种规格需求量相对较小的药品，药品从生产到医院、药店乃至消费者的使用之间存在着距离差和时间差（例如北京某家制药厂 2012 年生产的药品 2013 年出现在广州的消费者手上），这就需要制药厂与医院药店之间有个"水库"。

2. 医院和药店可以从药品生产企业直接购买药品降低成本，但是囿于时间上、空间上、数量上、双方在成本上的考量等因素，实际操作中还是构成不了主流，不能成为降低药品价格的决定性因素。

3. 药品是特殊商品，需要严格控制和确保药品质量，国家只允许合格药品在市场上流通，如果让每个医院、药店去承担这部分职能，会造成社会资源的极大浪费和医院、药店沉重的负担，因此需要药品生产企业确保药品生产中的质量以及药品批发企业确保药品流通中的质量。

4. 为了确保突然的疫情、灾情、战事发生时药品的及时足量供给，也需要有一定数量的药品储备，以备急需时使用；某些药品（如医用乙醇、中药材、中药饮片等）销售给医院、药店要进行必要的挑选整理、分类编配、拆整分装等，这就需要药品批发企业承担这部分职能并且获得相应的回报。

5. 因此药品批发企业在药品流通中的作用是必不可少，不仅不能消除，相反还应该大力发展。任何消除药品批发企业的想法和做法都是不切实际的。从世界范围上看，没有哪个国家没有药品批发企业，唯一不同的是我国药品批发企业规模小，集中度不够，物流技术、信息技术及管理技术落后。

6. 当前我国药品价格高企的原因非常多且复杂，生产环节、流通环节众多，生产企业（如药品注册、报批、生产、采购成本等）、批发企业（如推销费用、仓储、养护、运输成本）、医院（如养护）、药店（如人工、店租）等基于成本上的考虑，有着层层加价行为；药品在进入医院、药品招标等过程中需要一定的促销费用，这些都导致药品价格的高企，而不单是因为药品批发企业的环节多这个因素决定的。

四、我国药品批发企业（药品仓储业）的现状

目前我国药品批发企业有 13000 家左右（美国只有 5 家一级批发商），数量多规模小、从整个行业和单个企业的角度分析，主要存在以下问题。

1. 行业集中度极低，不能实现统一采购和统一库存管理，各自为战不能有效地降低成本，盈利空间小。专家预测 13000 家药品批发企业通过实施新修订《药品经营质量管理规范》，提高准入门槛，剩下 3000 家甚至 1000 家也能满足市场需求，不会影响药品的可及性。

2. 流通环节和交易层次多，交易渠道复杂。药品从出厂到最终消费者手里，国外成熟市场一般为 2~3 个环节，我国往往有 6~7 个环节，导致批发环节所占成本比重过大，直接表现为流通环节在药品价格构成中所占比重高达 50% 以上。

据统计，我国药品流通费用占销售总额的比重达 10% 以上；而美国医药批发商的该项指标仅为 2.6%；美国医药批发商利润率为 1.55%；2000 年我国医药商业纯利润率仅为 0.62%。

3. 整体水平参差不齐。我国医药批发企业整体水平参差不齐，有些老少边穷及农村落后地区批发业（仓储业）仍处于储存养护阶段，而东部沿海城市及富裕地区很多药品批发企业已经升级改造成药品物流配送中心（不仅仓储养护，还做配送运输），有的甚至已经开始做第三方物流（服务外包）了。

4. 总体来说目前我国药品批发企业的特点就是尚处在传统仓储业向现代物流业转变过程中，尚处于供应链单一环节优化的阶段，还停留在企业内部进、销、存业务整合、流程优化的阶段，很少涉及对上游药品生产厂、供应商和下游药品批发零售企业、医院的整合，从而无法根本性地解决重复运输、牛鞭效应等现象，导致供应链效率低下，药品配送成本增加，药价抬高等一系列不合理综合征。

我国医药批发企业总体水平距现代医药物流的距离比较大，主要表现在对现代物流的认识落后，很多中小药品批发企业仍停留在药品的仓储运输上，大流通大物流思想没有树立；不少企业没有实现集中采购进货，没有实现统一库存管理和统一配送；物流设施落后，仓库设备守旧，机械化程度低；至今尚没有全国统一的医药商品编码，自制"编码"的零售企业不超过 30%，批发企业编制"编码"的就更少，制约了物流管理的自动化，IT 支持系统也难以建立；企业资源计划（enterprise resource planning, ERP）计算机管理系统缺失或不完善，已成为物流现代化的瓶颈。

目前药品批发企业同质性高，差别化小。建立特色产品，树立企业的品牌效应，差异化竞争也应该成为各企业任务的重中之重。

五、药品批发企业经营方式与经营范围

（一）药品经营方式

药品经营方式分批发、零售连锁和零售三种。

药品经营企业是指经营药品的专营企业或兼营企业。

药品批发企业是指将购进的药品销售给药品生产企业、药品经营企业、医疗机构的药品经营企业。

（二）经营范围

依照《药品经营质量管理规范》规定，药品经营企业的经营范围必须是《药品经营许可证》依法核准的该药品批发企业可经营的品种类别范围。

药品批发企业的《药品经营许可证》上经营方式均为批发，但是经营范围有很大不同，国家规定所有的药品经营企业（包括批发、零售和零售连锁）所经营的药品品种均不得超出其持有的《药品经营许可证》所规定的经营范围。

第二节 药品概述

一、药品的含义

《中华人民共和国药品管理法》第 102 条：药品是指用于预防、治疗、诊断人的疾病，有目的地调节人的生理机能并规定有适应证或者功能主治、用法和用量的物质，包括中药材、中药饮片、中成药、化学原料药及其制剂、抗生素、生化药品、放射性药品、血清、疫苗、血液制品和诊断药品等。

该定义规范了药品的使用目的、适用对象、使用条件和范围。

二、药品的特性

药品是一种商品，以货币交换形式到达患者手中；同时也是一种特殊商品，以预防、治疗、诊断人的疾病，调节人的生理机能为目的，国家对药品有一整套严格的质量管理规范和法规。

（一）药品的特殊性

1. 药品直接关系到人体健康和生命安危，因此药品的质量具有非常重要的地位。近年来，我国药品质量事故频发，药品研制、采供、制造、储运、销售、使用及监管等产业链中诸多环节均有涉及，给整个产业造成了极坏的影响，给国家造成了极大的损失。

如给社会造成极大影响的欣弗事件，造成部分患者使用欣弗注射液后，出现胸闷、心悸、心慌等临床症状，并有患者死亡。安徽华源生物药业有限公司违反规定生产，是导致这起不良事件的主要原因。

齐齐哈尔第二制药有限公司在购买药用辅料丙二醇用于亮菌甲素注射液生产时，购入了来自江苏泰兴的假冒丙二醇，导致 11 人死亡。

完达山药业生产的刺五加注射液部分药品在流通环节被雨水浸泡，受到细菌污染，后又被更换包装标签并销售，致使 3 名使用该药品的患者死亡，是药品污染导致的严重不良事件。

在青海"双黄连事件"中，医生没有注意到说明书中不能与某些药物混用的提示，联合处方违反药物配伍禁忌，造成了患者死亡。

2. 药品没有等级之分（如一级品、二级品、次品），只有合格品和不合格品之分。

3. 药品的质量难以用一般方式来鉴别，消费者不可能凭感官评价药品的质量，即使是专家不借助仪器也不能区别药品质量优劣，用药者只能将信任寄托在政府和药品生产、经营、使用单位上。

（二）药品的两重性

药品有两层含义，药品既有治疗作用也有不良反应。例如链霉素可治疗严重感染，但同时又有耳毒性和肾毒性。

药品管理得当治病救人，反之贻害个人、家庭和社会。例如吗啡（图1－5）是镇痛良药，但是连续使用则可使人上瘾。

（三）药品质量的重要性

质量好的药品能起到治病防病的目的；质量不好的药品轻则延误病情，重则危及生命，给患者生命和财力带来不可弥补的损失。

药品质量的最主要特征是有效性和安全性。

（四）时效性

时效性有两层含义。所有药品都有有效期的规定，都有使用期限的限制；药品都应有适当数量的生产和储备，只能"药等人"不能"人等药"，否则贻误病情。

（五）药品的专属性

药品在生产、经营、使用、研制等各方面都有相应的质量管理规范，有着相应的许可证管理制度，药品之间的相互替代性也较差。

三、药品的分类

药品分类方法很多，与药学有关的每一学科都有从本学科角度出发的分类方法，很难找到一种为医药商业、医药生产、临床医生及患者能够共同接受的分类方法。但无论哪一种分类方法，其目的都是为了便于深入研究药品的质量和性质，有利于合理地组织药品流通或是选购和使用等。

本书主要介绍药品最常用的三种分类方法。

（一）按药品的作用及用途分类

优点是不同疾病药品名目清晰，方便零售经营和指导患者合理用药。缺点在于不同剂型混杂，不便储藏管理。目前医药院校的《药理学》、《医药商品学》教材均是按此种分类法。

如：抗感染药（如青霉素G、头孢菌素等），消化系统用药（如雷尼替丁、奥美拉唑等），心血管系统用药（如抗心绞痛药、抗高血压药、降血脂药、抗心力衰竭药等），呼吸系统用药（如平喘药、祛痰药、镇咳药等），血液及造血系统用药（如硫酸亚铁、叶酸等）……还有神经系统用药、精神类药品、泌尿系统用药、麻醉药品及麻醉辅助药品、解热镇痛抗炎药、抗恶性肿瘤药等。

（二）按药品保管习惯分类

该方法比较适合于药品的储存，但是分类比较粗糙，且随着新修订《药品经营质量管理规范》的实施，物流业带来的冲击，这种方法难以适应时代的发展。

（1）针剂类　注射用粉针，注射液（包括水针、大输液、混悬针）。

（2）片剂类　片剂、丸剂和胶囊剂。

（3）水剂类　酊水剂和油膏剂。

（4）粉针类　原料药品、粉散剂（散剂、冲剂、糖浆剂等）。

（三）按处方药与非处方药分类

根据药品品种、规格、适应证、剂量及给药途径不同，对药品分别按处方药与非处方药进行管理。根据药品的安全性，非处方药分为甲、乙两类。这种分类方式主要是用于药品的使用管理方面（如药店或医院的药房）等。

在实际操作中经常把这几种方法进行有机的糅合，比如先按照国家强制性规定分为处方药与非处方药，然后再按照药品保管习惯结合药品的作用及用途来分类，如图1-2所示。

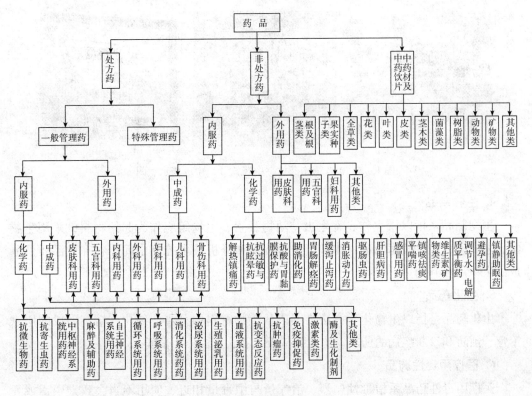

图1-2　药品详细分类图

四、常用药学术语

1. 化学药品

化学药品是通过合成或者半合成的方法制得的原料药及其制剂；天然物质中提取或者通过发酵提取的新的有效单体及其制剂；用拆分或者合成等方法制得的已知药物中的光学异构体及其制剂。

2. 新药

新药系指未曾在中国境内上市销售的药品。

3. 中药

中药系指中药材及其饮片和中成药的总称。通常为中医所使用的药物或制剂。

（1）中药材（又名生药）指动物、植物的全部、部分或其分泌物经简单加工处理而成的药物。

（2）中药饮片是根据调配或制剂的需要，对经产地加工的净药材进一步炮制而成的成品。

（3）中成药是以中药材为原料，经制剂加工制成各种不同剂型的中药制品，包括丸、散、膏、丹各种剂型。

中药材、中药饮片和中成药的关系如图1-3所示。

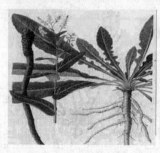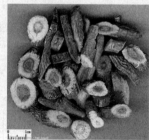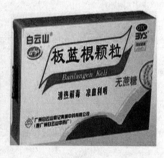

图1-3　板蓝根中药材、中药饮片、中成药示意图

4. 生物制品

生物制品系指以微生物、寄生虫、动物毒素、生物组织作为起始材料，采用生物学工艺或分离纯化技术制备，并以生物学技术和分析技术控制中间产物和成品质量制成的生物活性制剂。

5. 生化药品

生化药品是指以生物化学方法为手段从生物材料中分离、纯化、精制而成的用来治疗、预防和诊断疾病的药品。比如氨基酸、肽、蛋白质、酶类。

6. 医疗用毒性药品

医疗用毒性药品系指毒性剧烈、治疗量与中毒量相近、使用不当会致人中毒或死亡的药品。

7. 麻醉药品

麻醉药品是指对中枢神经有麻醉作用，连续使用后易产生生理依赖性、能形成瘾癖的药品。

8. 精神药品

精神药品是指直接作用于中枢神经系统，使大脑神经传导改变，产生兴奋或抑制，如果连续使用能够产生心理依赖性的药品。

9. 放射性药品

放射性药品系指用于临床诊断或治疗疾病的放射性同位素制剂或者其他标记的化合物。它们均有一定的放射性如 ^{131}I、^{32}P 等

五、药品质量标准

药品标准是国家对药品质量、规格或检验方法所座的技术规定，是药品生产、供应、使用、检验和管理部门必须共同遵守的法定依据。目前，我国药品标准为《中华人民共和国药典》，简称《中国药典》、国家食品药品监督管理总局颁布的药品标准，统称为国家药品标准。图1-4中《中国药典》和《国家药品标准》均属于我国的法定的药品质量标准。

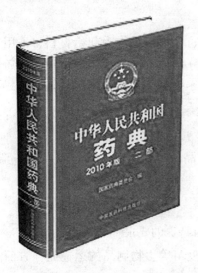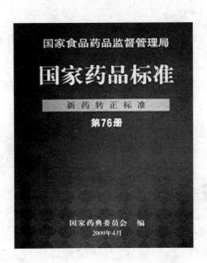

图1-4 国家药品标准

六、假药劣药

详见《中华人民共和国药品管理法》第四十八条和第四十九条，这里结合药品批发企业的入库验收举两例。

1. 假药

某"药品"的包装盒上标示批准文号：国药准字 Z20035645，产品批号：081205，生产日期：081205，有效期至：20111205，标有"国家中药保护品种"、"OTC"，"中国中医疑难病心血管研究总院监制"等字样，无生产厂家，药品内标签无生产批号及有效期，经登录国家食品药品监督管理总局网站查询该药品批准文号纯属杜撰，定性为假药。

2. 劣药

某泡腾片包装盒上的产品批号、生产日期、有效期数据尾部被刮去，根据《中华

人民共和国药品管理法》第四十九条第三款第（一）、（二）项规定的情形，定性为劣药。

七、特殊管理药品

特殊管理药品是指麻醉药品、精神药品、医疗用毒性药品、放射性药品、药品类易制毒化学品原料或单方制剂、罂粟壳、蛋白同化制剂和肽类激素类。这比以前特殊管理的药品（麻醉药品、精神药品、医疗用毒性药品、放射性药品）的范围大大增加。

由于涉及内容非常多，将在后面章节中详细介绍。

八、生物制品

（一）定义

生物制品系指以微生物、寄生虫、动物毒素、生物组织作为起始材料，采用生物学工艺或分离纯化技术制备，并以生物学技术和分析技术控制中间产物和成品质量制成的生物活性制剂。它包括疫（菌）苗、毒素、类毒素、免疫血清、血液制品、免疫球蛋白、抗原、变态反应原、细胞因子、激素、酶、发酵产品、单克隆抗体、D.A重组产品、体外免疫试剂等。

生物制品是药品的一大类别。疫苗是生物制品中最重要的一种。抗生素、激素、酶按一般药品进行管理。

（二）生物制品的性质

疫苗等生物制品是一种特殊的药品，对温度有特殊的要求。

新修订《药品经营质量管理规范》强化了对疫苗等生物制品的运输储存方面的冷链要求。为了保证疫苗等生物制品的质量、合理效价不受损害，使疫苗始终置于规定的保冷状态之下，要求疫苗的生产到疫苗使用现场之间的每一个环节都必须使用规定的冷链设备，实现冷链设备的无缝对接，如贮存疫苗的低温冷库、普通冷库、冰排速冻器、运送疫苗专用冷藏车以及计算机和零配件等。

因此在该类药品运输中应尽量采用最快速的运输方法，以缩短运输时间；尽量用冷藏方法运输，尽量避免夏季运送制品，使用冷藏车。冬季运输应注意防止生物制品发生冻结。总之运输过程中要避免高温、阳光直射和温度高低不定引起的冻融，同时采取防震、减压措施，轻拿轻放，防止包装瓶破损。

血液制品、生物制品、疫苗均置冷库内保存。

冷冻真空干燥制品，要求在 $-15℃$ 以下保存，温度越低，保存时间越长。冻干苗的保存温度与冻干保护剂的性质有密切关系，国外的一些冻干疫苗可以在 $4 \sim 6℃$ 保存，是因为用的是耐热保护剂。

多数活疫苗只能现制现用，在 $0 \sim 8℃$ 条件下仅可短时期保存。灭活苗、血清、诊断液等保存在 $2 \sim 8℃$ 较为适宜，不能过热，也不能低于 $0℃$。避光保存。严禁冻结；

冻结苗应在 −70℃ 以下的低温条件下保存；病毒性弱毒疫苗最好在 −20℃ 以下保存，温度越低，保存时间越长。

（三）法律规定

新修订《药品经营质量管理规范》对疫苗冷藏库有详细规定：

冷库温度为 2~10℃；库房相对湿度应保持在 35%~75% 之间。

一般生物制品的储存温度是 2~8℃（普通冷库），生物制品在生产、运输、储存等过程中冷藏温度区间应该远远低于该区间，大多数药品批发企业将普通冷库温度设定为 4~6℃，温度波动幅度小，更好地保证了生物制品的在储存过程中的质量。当然生物制品包含很多种，且剂型不同，储存温度也各不一样，不一定在普通冷库（2~8℃）中储存，有的在低温冷库（冷冻库，如—20℃下）中保存，总之生物制品"应严格按储备条件要求予以储藏"。

第三节　药品的经营特点

一、药品价格弹性小

药品价格弹性即是消费者的需求量对药品价格的弹性，即药品价格发生变动时，人们对药品需求量的变动的灵敏度。

相对于其他商品而言，药品的价格弹性小，是因为药品使用价值的特殊性——人生病了，总是要用药的。例如重度糖尿病患者依赖的胰岛素，该类药品价格弹性很小几乎趋近于零。

药品价格弹性越小意味着该药品的市场需求对药品价格变动的敏感性越低，尤其是替代性差，独一无二的药品更是如此，因此药品的降价措施不一定能促进市场对药品需求的大幅度增加，不一定能增加企业的经济效益。

一些企业采用"一药多名"推出新药替代要降价药品，轻松化解降价风险。以喹诺酮类药物氧氟沙星为例，有普克定、左克、左复可、来立信等十几个不同的商品名，而感康、仁和可立克、金刚片、盖克等实质上拥有一个通用名"复方氨酚烷胺"。一药多名容易引起混淆，导致重复用药，也会给某些企业扭曲药品价格关系，任意提高药品价格造成可乘之机。这种短期行为扰乱了整个医药市场秩序。

二、药品经营专业性强

药品是特殊商品，药品经营涉及多个学科，是政策性、科学性、专业性、知识性很强的工作，它要求从业人员必须依法经营，遵守职业道德，全面掌握专业知识；尤其是特殊管理、冷藏药品的经营。

三、药品经营政策性强

由于医药行业、物流行业的迅猛发展，人们对药品质量的日益重视，国家在制定药事管理政策方面的力度越来越大，例如新修订《药品经营质量管理规范》于 2013 年 6 月 1 日起正式实施。

表 1 – 1　药品质量管理规范

GMP	药品生产质量管理规范	Good Manufacturing Practice
GSP	药品经营质量管理规范	Good Supply Practice
GLP	药物非临床研究质量管理规范	Good Laboratory Practice
GCP	药物临床试验质量管理规范	Good Clinical Practice
GPP	医疗机构制剂配制质量管理规范	Good Pharmacy Practice
GAP	中药材生产质量管理规范	Good Agricultural Practice
GUP	药品使用质量管理规范	Good Use Practice

四、新老品种更换要求紧迫

有些药品使用时间长了，会产生耐药性，需要新药治疗。有些药品对人体不良反应大，急需不良反应小的品种更替。这种在品种上弃老更新的要求，在药品的市场经营中显得特别突出。如氨基比林、安乃近等解热镇痛药现在市场上几乎绝迹，主要原因就是毒性大。

五、战略储备的需要

遇到天灾、疫情等情况，要求药品供应及时，需要战略储备。国家制定了药品储备制度，提高了应对重大疫情灾害的药品保障能力。不仅国家有药品储备基地，各个省、自治区、直辖市都有相应的药品储备基地。

1. 简述药品仓储与养护的定义和作用。

2. 什么是药品批发企业的经营范围？请你下载两个药品批发企业的经营许可证，并指出其经营范围的不同。

3. 2005 年 8 月，南昌市食品药品监督管理局对八一大道某门诊部正在使用的部分药品进行了监督性抽验，经南昌市食品药品检验所检验，该单位购进的标示为吉林某药业公司生产的 50 盒"唐必康降糖宁胶囊"（批号 20050403）添加了西药成分"格列苯脲"，与国家标准不符，为_____；标示为通化某药业公司生产的 50 盒"云芝肝泰颗粒"（批号 050201）溶化性不符合国家标准，为_____。（判断假

劣药）

4. 景德镇市某大药房 2004 年购进 1990 盒（90 丸/袋×3 袋/盒）"舒列欣丸"（标示为山西某药业公司生产，批号 20041026，标示国药准字为 Z20003124），至 2005 年 8 月已销售 1132 盒，获利 38505 元。经景德镇市食品药品监督管理局核查，标示的厂家从未生产过名为"舒列欣丸"的药品，国药准字 Z20003124 为该公司生产的"六合定中丸"的药品批准文号，这家大药房销售的"舒列欣丸"为_____。（判断假劣药）

5. 简述药品的特性及药品的经营特性。

6. 简述生物制品的定义以及新修订《药品经营质量管理规范》对生物制品储存温湿度、设备以及运输等方面的要求。

7. 请查找生物制品的种类，试找出两种以上储存温度"—20℃"以下的生物制品及剂型，下载或拍照外包装。

8. 请查找生物制品的种类，试找出两种以上储存温度"2～8℃"的生物制品及剂型，下载或拍照外包装。

9. 请你从网络上搜索假药、劣药各两例，并下载图片说明。

10. 请你从网络上搜索出麻、精、毒、放各一例，下载相应图片。

物流仓库与物流设备

第一节 物流仓库

传统的药品批发企业的主要职能是仓储与养护，而现代的药品物流配送中心则把传统的药品批发企业的主要职能扩大化，集储存保管、集散转运、流通加工、药品配送、信息传递、代购代销、连带服务等多功能于一体，融商流、物流、信息流为一身，但无论是药品批发企业还是药品物流配送中心的主体都是药品仓库。

药品批发企业及仓库种类繁多，但是基于药品特殊性以及国家对药品经营质量管理的强制性约束力，本单元只介绍新修订《药品经营质量管理规范》（简称新修订GSP）以及北京、广东食品药品监督管理部门对药品批发企业仓库及设备所做出的相关法规条文。

一、药品批发企业的仓库

《关于开办药品批发企业有关问题的通知》有以下规定。

1. 新开办药品批发企业应严格执行《药品经营许可证管理办法》和《开办药品批发企业验收实施标准（试行）》。企业仓库设置应适应经营范围和经营规模的需要，其中在设区的市中心城区设立批发企业，仓库建筑面积应达到 $3000m^2$ 以上；在其他县（县级市、区）开办批发企业或批发企业设立的批发分支机构，仓库建筑面积应达到 $1500m^2$ 以上。其中阴凉库面积不低于总库房面积的50%。库房净高5m以上（两层以上可为4m以上）。冷库容积不低于 $100m^3$。

专营中药材、中药饮片的仓库面积应达到 $1000m^2$ 以上；专营生物制品的仓库容积应达到 $200m^3$ 以上。

2. 在设区的市中心城区设立批发企业，营业场所和办公用房面积不低于 $300m^2$，在县（县级市、区）开办批发企业或批发企业设立的批发分支机构，营业场所和办公用房面积不低于 $200m^2$。居民住宅（含公寓、别墅）不得作为营业和办公场所。

二、仓库地址的选择

仓库建筑是长久之计，库址的选择是否合理，不仅影响仓库建筑的经济效益和使用期限，而且会影响药品质量和民众的健康安全，所以必须精心选择仓库地址，综合考虑各方面因素。

1. 交通方便，运输通畅，要从服务药品购销、加速药品流通、降低流通费用的要求出发，靠近水域、陆运交通线。

2. 地址坚固，地势高且干燥平坦，便于库内运输及地面排水。化学危险品仓库可建在山冈自然屏障或地下，减少发生爆炸所造成的危害和损失。

3. 环境安全，防火、防污染，与周围建筑保持一定的安全距离；特别是化学危险品库，要远离居民区，设在城镇以外的独立安全地带；仓库不应产生并且要远离严重污染源，如腐蚀性气体、污水、粉尘和易燃易爆的工厂或车间；冷藏库、恒温库更应注意四周环境的整洁卫生；有些还应考虑地震的影响。

4. 给水充足，用电方便，能满足仓库生产、生活与消防用水等方面的需要。

5. 库址不要过于狭窄，各种建筑之间不要过于拥挤，以利于今后仓库的扩展。

三、医药物流配送中心的区域

严格药品流通监管，发展药品现代物流是《国家药品安全"十二五"规划》提出的明确要求，《全国药品流通行业发展规划纲要》（2011～2015 年）也把发展现代医药物流，提高药品流通效率作为一项主要任务，鼓励整合现有药品流通资源，引导一般中小药品流通企业通过收购、合并、托管、参股和控股等多种方式做强做大，实现规模化、集约化和国际化经营。

目前我国医药物流配送中心（流通型）很多是在原药品批发企业的基础上升级换代改造而成，一般在原有仓库的基础上扩大经营面积，增加物流设备，建设物流信息网而形成的。

但是医药物流是一种特殊商品的物流，无论是传统药品批发企业的升级改造还是新建设药品物流配送中心都必须遵循国家相关药品管理法规，应从 GSP、消防、物流等方面全面考量。

（一）原则

1. 必须以《药品管理法》和新修订《药品经营质量管理规范》为底线。

相应还要遵循的法规：《药品经营许可证管理办法》、《开办药品批发企业验收实施标准（试行）》、《关于加强药品监督管理促进药品现代物流发展的意见》、《关于加强药品经营许可监督管理工作的通知》、《关于开办药品批发企业有关问题的通知》、《全国药品流通行业发展规划纲要》（2011～2015 年）以及各级药监部门有关规定，如：《广东省药品批发企业 GSP 认证现场检查项目表（试行）》、《北京市药品批发企业现代物流技术指南》等。

2. 必须结合有关消防管理规定和危险品存储要求、特殊管理药品的管理规定。

3. 必须结合现代物流学对仓库内部进行合理设计。

（二）实施

药品仓库最主要的作用还是满足业务需要。现代药品仓库大多数是矩形建筑，因此药品仓库最理想的状态是验收入库区和待运出库区在一条直线上，零货库在中间，上下直对验收入库区和待运出库区，整件库区在零货库区的两边，便于直接补货和发货。需要强调的是冷藏库、易串味库、中药库、二类精神药品库等各类小库区原则上以靠墙设计为主，目的是尽量减少对库区有效使用面积的占用，也降低中央空调管道和机组的建设成本。

1. 药品批发企业属于流通型物流中心，所以按照物流流程一般分为以下几个工作区域。

（1）接货区　完成接货及入库前的工作，如接货、卸货、清点、检验、分类入库等。

（2）存储区　存储或分类存储所进的药品。由于是静态区域，进货要在这个区域中有一定时间的放置．所以和不断进出的接货区相比较，这个区域所占的面积较大。

（3）理货备货区　进行分货、拣货、配货作业，为送货做准备，这个区域面积随不同的配送中心而有较大的变化。

（4）分放、装配区　按用户需要将配好的货暂放暂存等待外运，或根据每个用户货堆状况决定配车、配装方式，这一区域因为暂存货物，时间短、暂存周转快，所以所占面积较小。

（5）外运发货区　在这个区域内将准备好的货物装进外运车辆发出。

（6）包装加工区　由于有的物品是半成品，需对其进行流通加工再入库。

2. 仓库或物流配送中心必须考虑的其他因素

药品是一种特殊的商品，所以国家对药品的流通环节制定了严格的法律法规，如《药品经营质量管理规范》。仓库或物流配送中心还要考虑如下因素。

（1）色标管理　新修订 GSP 第二章第十节储存与养护第八十五条（三）：在人工作业的库房储存药品，按质量状态实行色标管理：合格药品为绿色，不合格药品为红色，待确定药品为黄色。如图 2-1 所示。

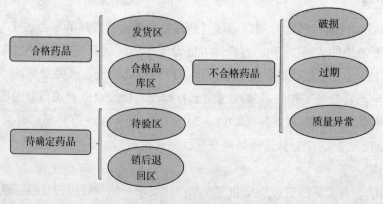

图 2-1　色标管理

（2）搬运和堆垛要求（新修订 GSP 第二章第十节仓储与养护第八十五条）。

（3）药品堆垛距离（新修订 GSP 第二章第十节仓储与养护第八十五条）。

（4）分类储存管理 应专库存放、不得与其他药品混存于同一仓间的药品有：易串味的药品（如中药材、中药饮片）、特殊管理药品以及危险品、冷藏冷冻药品等。可储存于同一仓间，但应分开不同货位的药品有：药品与非药品（如食品及保健品类）、内用药与外用药。

（5）温湿度条件 对于标识有两种以上不同温湿度储存条件的药品一般存放于相对低温的库中，如某一药品标识的储存条件为：20℃ 以下有效期 3 年，20～30℃ 有效期 1 年，应将该药品存放于阴凉库中。

（6）中药材、中药饮片储存 根据中药材、中药饮片的性质设置相应的储存仓库，合理控制温湿度条件。对于易虫蛀、霉变、泛油、变色的品种，设置密封、干燥、凉爽、洁净的库房；对于经营量较小且易变色、挥发及融化的品种，配备避光、避热的储存设备，如冰箱、冷柜。对于毒、麻中药做到专人、专账、专库（或柜）、双锁保管。

第二节 物流装备

一、定义

物流装备就是在物流活动的各个环节中所使用的物流机械设备和器具的总称，是现代化物流企业的主要作业工具之一，是合理组织批量生产和机械化流水作业的基础。对第三方物流企业来说，物流设备又是组织物流活动的物质技术基础，体现着企业的物流能力大小。

伴随着物流的发展与进步，物流设备不断得到提升与发展。物流设备领域中许多新的设备不断涌现，如四向托盘、高架叉车、自动分拣机、自动引导搬运车（AGV）、集装箱等，极大减轻了人的劳动强度，提高了物流运作效率和服务质量，降低了物流成本，在物流作业中起着重要作用，极大促进了物流的快速发展。

二、分类

物流设备门类全、型号规格多、品种复杂。一般以设备所完成的物流作业为标准，分为集装单元器具、运输设备、装卸搬运设备、仓储技术设备、分拣技术设备、包装技术设备、物流信息技术设备。

由于药品的特殊性，药品物流企业还需要一些特殊的设备或仓间来满足药品储存、养护、验收、防护等工作的需要；比如自动显示、记录、监测、报警、调控温湿度状况的设备，储存运输保管疫苗、体外诊断试剂的冷链设备，麻醉药品柜监控设施和报警装置，中药样品室等这些设施设备、仓间都将另行详细介绍，这里只介绍纯粹物流学意义上的设备。

至于消防器具和劳保用品在第十二单元安全消防中做详细介绍，这里也不再讲述。本单元重点讲述纯粹物流意义上的物流装备以及配套的物流信息化系统。

（一）集装单元化器具

主要有集装箱、托盘、周转箱和其他集装单元器具。

1. 作用

便于实现装卸、搬运机械化、自动化和标准化，提高装卸运输效率和整个系统的作业效率。

2. 种类

主要包括托盘、集装箱（此两者为20世纪物流产业中两大关键性创新）及其他。

（1）托盘（pallet）　用于集装、堆放、搬运和运输的放置作为单元负荷的货物和制品的水平平台装置，是由木材、金属、纤维板制作的装卸物资的轻便平台，使用托盘便于用叉车、搬运车辆或吊车等装卸和搬运单元物资或小数量的物资。

托盘是目前广泛采用的物流系统中最为重要的集装器具，提高运输效率，可回收利用；加速货物的搬运，降低运输成本，节约时间。不足之处是对货物的保护有限，托盘的标准还没有形成，搬运托盘需要较多的劳力。

图2-2为常见托盘的种类。

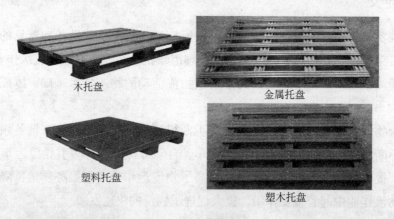

木托盘　　金属托盘

塑料托盘　　塑木托盘

图2-2　托盘的种类

（2）其他集装单元有集装箱和物流箱等，不再一一赘述。

（二）运输装备

根据运输方式不同，运输设备可分为公路运输设备、铁路运输设备、水路运输设备、航空运输设备以及管道运输设备等，可作为短、中、长途运输。运输在物流中的独特地位要求运输设备具有高速化、智能化、通用化、大型化和安全可靠的特性，以提高运输的作业效率，降低运输成本，并使运输设备达到最优化利用。

对于第三方医药物流公司而言，一般只拥有一定数量的载货汽车，而其他运输设备就直接利用社会的公用运输设备。

（三）装卸搬运装备

装卸搬运是指在同一场所范围内进行的、以改变物料的存放（支承）状态（即狭义的装卸）和空间位置（即狭义的搬运）为主要目的的活动，搬上、卸下、移动。搬运装卸设备指用来搬移、升降、装卸和短距离输送物料的设备，是物流机械设备的重要组成部分。

下面介绍药品批发企业常用的几种装卸搬运设备。

1. 搬运车（图2-3）

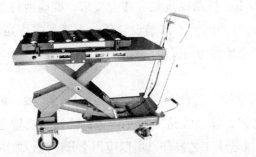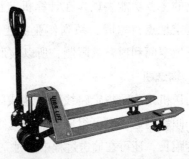

图2-3　平台搬运车及托盘搬运车

2. 叉车（forklift）

叉车又名铲车或叉式取货机，如图2-4所示，它以货叉作为主要取货装置，依靠液压起升机构升降货物，由轮胎式行驶系统实现货物水平搬运，是具有装卸、搬运双重功能的机械设备，是现代物流业中常用的设备。机械化程度高，机动灵活性好，通用性强，能提高仓库容积的利用率，有利于开展托盘成组运输和集装箱运输。

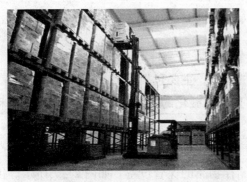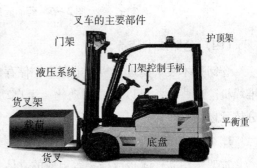

图2-4　叉车工作示意图及构造图

3. 自动导引搬运车

自动导引工作车简称AGV（automated guided vehicle），如图2-5所示，是指具有电磁或光学导引装置，能够沿规定的路径行驶，车体上有编程和停车选择装置、安全保护装置以及各种物料移载功能的搬运车辆，属于轮式移动机器人范畴。AGV以电池为动力，可实现无人驾驶的运输作业。

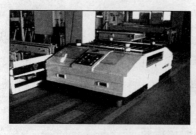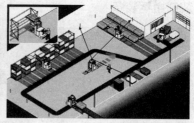

图2-5　自动导引搬运车及作用示意图

它的主要功能表现为在计算机监控下，按路径规划和作业要求，准确地行走并停靠到指定地点，完成一系列作业功能；活动区域不需铺设轨道、支座架等固定装置，不受场地空间和道路的限制，所以被形象地称为现代物流系统的动脉。

4. 输送机

输送机是按照规定路线连续地或间歇地运送散料和成件物品的搬运机械，可进行水平、倾斜输送，也可组成空间输送线路，输送线路一般是固定的。输送机输送能力大，运距长，还可在输送过程中同时完成若干工艺操作，所以应用十分广泛，如图2-6所示。

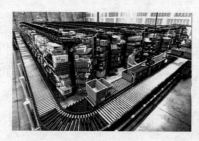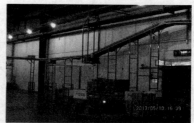

图2-6　药品仓库输送机示意图

（四）仓储技术装备

仓储技术装备是进行货物的存取、储存的设备，主要包括货架、自动化立体仓库、堆垛机。这些设备可以组成自动化、半自动化、机械化的商业仓库，来堆放、存取和分拣承运物品。

1. 货架（Shelf）

货架是用立柱隔板或横梁等组成的立体储存物品的保管设备，如图2-7所示。优点是提高库容利用率，减少商品的损耗，便于作业，保证商品质量，利于实现仓库自动化。包括托盘货架、阁楼式货架、悬臂式货架、移动式货架、重力式货架、驶入式货架、驶入驶出式货架、高层货架。

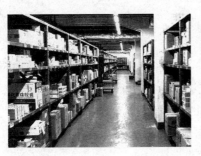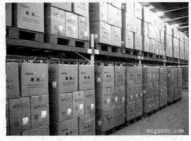

图2-7 仓库货架及托盘货架示意图

2. 自动化立体仓库（AS/RS）

自动化立体仓库是指采用高层货架贮存货物，用有轨巷道堆垛机自动完成货物出库或入库作业的仓储系统，即自动存取系统（automated storage & retrieval system），如图2-8所示。由于这类仓库能充分利用空间进行贮存，故也形象地称为立体仓库。为了响应GSP认证，大量的自动化立体库被应用到全国医药流通领域。

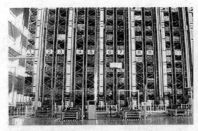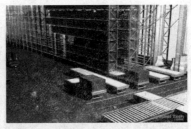

图2-8 自动化立体仓库及仿真作业图

自动化立体库为装配式或焊式货架系统，配以堆垛机（图2-9）、传送系统、计算机管理控制系统，可以充分利用场地空间，具有搬、运、取全机械化，储存管理现代化的功能。

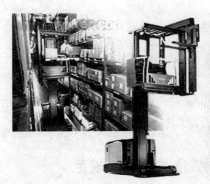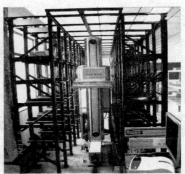

图2-9 三向堆垛机及巷道堆垛机

3. 仓库作业附属设备

仓库作业附属设备主要包括站台，是进出库货物暂存、装卸货物、车辆停靠的场所。

（五）分拣技术装备

分拣是物流配送中心依据顾客的订单要求或配送计划，迅速、准确地将商品从其储位或其他区位拣取出来，并按一定的方式进行分类、集中的作业过程。

按照分拣技术分为自动分类机系统和电子标签拣货系统，在第四单元的拣货作业中详细介绍。

（六）包装技术装备

包装是在物流过程中保护产品，方便储运，促进销售，按一定技术方法而采用的容器、材料和辅助物的总体名称。包装设备是指完成全部或部分包装过程的机器设备，是使产品包装实现机械化、自动化的根本保证。主要包括填充设备、灌装设备、封口设备、裹包设备、贴标设备、清洗设备、干燥设备、杀菌设备等，如图2-10所示。

药品批发企业仓库中由于有药品分装、运输和配送的要求，所以药品包装设备必不可少。

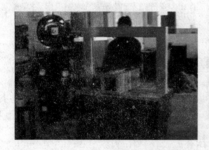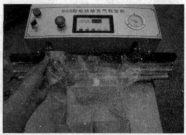

图2-10　捆扎机及充气包装机

（七）物流信息技术装备

物流信息技术装备是指应用于物流系统中的信息技术及装备，将在第四单元的物流信息化中讲解。

第三节　药品仓库及设备的药事规定

药品是一种特殊商品，为了保证药品的质量，仓库不仅需要现代物流设备，还必须遵守国家及各省市食品药品监督管理局对药品批发企业仓库及设备的相关规定。

一、新修订《药品经营质量管理规范》中的相关规定

新修订《药品经营质量管理规范》第二章第五节设施与设备中相关规定如下。

1. 库区的规模和条件（第四十六条）

（1）库房内外环境整洁，无污染源，库区地面硬化或者绿化。

（2）库房内墙、顶光洁，地面平整，门窗结构严密。

（3）库房有可靠的安全防护措施，能够对无关人员进入实行可控管理，防止药品被盗、替换或者混入假药。资金实力雄厚的企业可使用人脸识别技术、虹膜技术等。

（4）有防止室外装卸、搬运、接收、发运等作业受异常天气影响的措施。

2. 库房应当配备的设施设备（第四十七条）

（1）药品与地面之间有效隔离的设备。

（2）避光、通风、防潮、防虫、防鼠等设备。

（3）有效调控温湿度及室内外空气交换的设备。

（4）自动监测、记录库房温湿度的设备。

（5）符合储存作业要求的照明设备。

（6）用于零货拣选、拼箱发货操作及复核的作业区域和设备。

（7）包装物料的存放场所。

（8）验收、发货、退货的专用场所。

（9）不合格药品专用存放场所。

（10）经营特殊管理的药品有符合国家规定的储存设施。

3. 经营中药材、中药饮片的库房要求（第四十八条）

（1）经营中药材、中药饮片应当分别设置专用库房，养护场所可以共用。

（2）中药样品室（柜）收集的样品应当用于直接收购地产中药材时对照验收。

（3）新修订 GSP 要求设置中药样本室，温湿度与药典规定一致。

4. 关于冷链物流的要求（第四十九条）

（1）经营疫苗的应当配备两个以上独立冷库，在大型药品批发企业中三个冷库是合适的选择，普通冷库（2~8℃）、低温冷库或者冷冻库（低于-20℃），还有一个是特殊管理药品的冷库，比如蛋白同化激素、肽类激素即属于特殊管理的药品，但同时相当多的蛋白同化激素和肽类激素的储存保存温度是2~8℃，因此要设置一个储存特殊管理药品的普通冷库（2~8℃）；药品批发企业通常将普通冷库的温度区间设置在4~6℃，该温度区间在药典规定的2~8℃范围内，波动幅度小，能更好地保证冷藏药品（如疫苗、生物制品等）的质量。

特别需要注意的是并不一定是注射液才储存在普通冷库或冷冻库中，有些固体制剂也需要储存在冷库中，比如凝血酶冻干粉在10℃以下保存，兔抗人胸腺细胞免疫球蛋白（商品名即复宁）也为冻干粉，储存温度为2~8℃，二者都在普通冷库中保存；2010年版《中华人民共和国药典》对脊髓灰质炎减毒活疫苗糖丸使用说明中做了两种规定"-20℃以下保存，有效期为24个月"和"2~8℃保存，有效期为12个月"，储存在冷冻库中是最好的选择。

（2）企业经营冷藏、冷冻药品的，必须配备冷库和冷藏车，不得使用冰箱或冰柜，如图2-11所示。

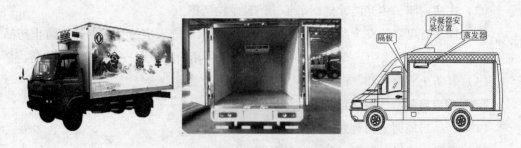

图 2 – 11　冷藏车内外部构造图

（3）企业经营冷藏、冷冻药品的，还应符合新修订 GSP 中附录 1 关于冷藏、冷冻药品的储存与运输管理的规定。

5. 运输药品应当使用封闭式货物运输工具

封闭式货物运输工具是指全封闭的货车，指符合国家运输管理有关规定（《中华人民共和国道路运输管理条例》）的厢式货车、集装箱货车、普通封闭式货车（面包车），如图 2 – 12 所示。

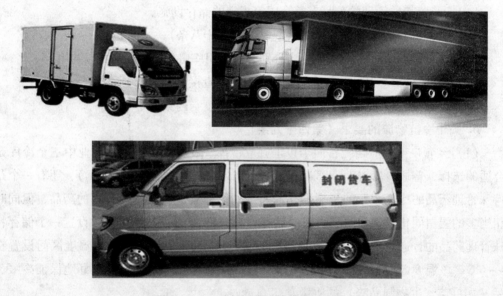

图 2 – 12　三种封闭式运输货车示意图

二、《广东省药品批发企业 GSP 认证现场检查项目表（试行）》中关于仓库及设备的条款

1. 建筑面积不小于 $500 m^2$。

2. 体外诊断试剂专营企业仓库建筑面积不小于 $60 m^2$。[《关于印发体外诊断试剂经营企业（批发）验收标准和开办申请程序的通知》也有相关条文]。

3. 经营生物制品的企业具有保证药品储藏要求的冷库，其容积不低于 $20 m^3$，配有自动监测、调控、显示、记录温度状况和自动报警的设备，如图 2 - 13 冷库，图 2 - 14 自动报警温湿度记录仪及疫苗箱。

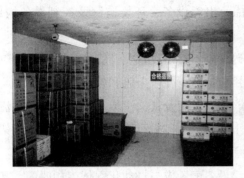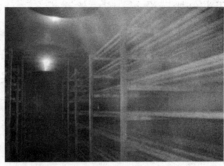

图 2 - 13 冷库示意图

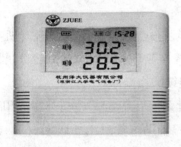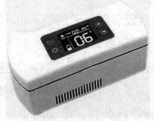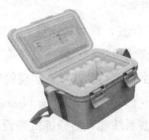

图 2 - 14 自动报警温湿度记录仪及疫苗箱

在疫苗、生物制品等对温湿度要求极为严格的生产储存运输等过程中都需要此类设备。

体外诊断试剂、疫苗经营企业，冷藏及运输设备应符合相关经营许可条件。

4. 企业储存特殊管理药品应设专库或专柜，具有监控设施和报警装置，监控设施应能正常运行，报警装置应当与公安机关报警系统联网。

三、《北京市药品批发企业现代物流技术指南》相关条款

第二章 仓储及运输设备

第四条 企业应具有与经营范围和规模相适应的现代物流药品仓库，应配备自动化立体仓库、托盘货架和拆零拣选货架。自动化立体仓库和托盘货架的存储货位总数不得少于 5000 个，分拣出库能力应达到 5000 箱/日，从事第三方药品物流业务的不得少于 10000 个，分拣出库能力应达到 10000 箱/日。货架应配有托盘，托盘规格应满足国标《联运通用平托盘主要尺寸及公差》（GB/T 2934—1996）。拆零拣选货位不得低于 2500 个，并配备相应电子标签辅助拣选系统（DPS）。

第五条 应具有与经营范围相适应的常温库、阴凉库、冷库。

第六条 仓储设施设备应符合药品储存要求，采用信息化手段实现药品验收、入

库、上架、搬运输送、分拣、出库等作业的数据采集和记录。

第七条 仓储设施设备主要由入库管理设备、货物信息自动识别设备、货架系统、堆垛及装卸搬运设备、库内输送设备、分拣及出库设备、环境监测及控制设备构成，具体配置要求如下。

（一）入库管理设备。包括但不限于条码编制、打印设备及计算机系统。

（二）货物信息自动识别设备。可以采用包括但不限于条码和射频识别设备。

（三）货架系统。包括自动化立体仓库、托盘货架及其他货架（如隔板货架、流利式货架等）。自动化立体仓库货架高度应高于8m，推荐高度为24m以下；托盘货架应能配合叉车进行存储作业。

（四）堆垛及装卸搬运设备。自动化堆垛设备配置应与自动化立体库相匹配，叉车可采用电力叉车和手动叉车；楼库应配备专用电梯或垂直升降装置。库房外需配备装卸作业货台。

（五）库内输送设备。输送设备可以采用但不限于辊道式输送机、链条式输送机或皮带式输送机。输送设备应覆盖储存区、拣选作业区等作业环节，通过动力输送线将药品送达目的区域，实现物流中心各作业环节自动、连续的物流传送。

（六）分拣及出库设备。应采用电子标签辅助拣货系统（DPS）、手持终端（RF）拣货系统和自动分拣机等设备进行分拣。采用电子标签辅助拣货系统（DPS）的，电子标签数量应与拆零拣选业务相适应，应能实现对每个拣选货位的操作指示；采用自动分拣机的，滑道数应与分拣作业量及配送客户数相适应。

（七）环境监测及控制设备。包括但不限于仓库温湿度自动监测、记录、报警设备以及温湿度控制设备、物流作业摄像监控设备，以达到对仓储条件和物流作业过程的监控和记录功能。以上设备安装前应合理预设，使用前需经验证，有效保证药品储存温度。

（八）配送车辆及设备。设备配备需满足以下要求。

1. 企业应当配备与经营规模相适应的运输车辆。运输车辆具有统一车辆外观标识。申请生物制品、疫苗经营范围的药品经营企业还应配备与经营规模相适应的冷藏车，且需经验证。

2. 运输车辆配置卫星定位系统（GPS），可实现对车辆运输监控。

3. 采用外包方式进行物流运输的企业，应建立相应的质量控制体系，定期对被委托方进行质量体系考核并签订质量保证协议。承运方所用的车辆应达到本标准的要求。

（九）计算机网络设备。设备配备应满足以下要求。

1. 企业应建立计算机管理信息系统，并能覆盖药品经营和物流质量管理全过程。信息系统应至少包括《药品经营质量管理规范》中的相关记录项目和内容，采用信息技术对信息进行收集、记录，并具有信息查询和交换等功能，能接受药品监管部门网络监管。

2. 企业内部管理信息系统的架构建议采用 B/S 架构。

3. 有满足企业需求的服务器、计算机、打印机、扫描仪等。服务器采用双机热备，并具有不间断电源，配备独立的存储设备。

4. 有稳定、安全的网络环境，有固定接入互联网的方式，企业网络出口带宽应与业务规模相适应。网络交换机有防病毒网关，服务器和计算机应装有防病毒软件。

第八条 如新设立分库，存储区应设立托盘货架，并至少应配备入库管理设备、信息自动识别设备、装卸搬运设备、手持终端（RF）拣货系统和环境监测及控制设备；如设置拆零拣选库区，还应至少配备与储存规模相适应的拆零货位及相应电子标签辅助拣货系统（DPS）。

第九条 应建立中央控制室。中央控制室应能实现库房温湿度监控、冷库及其他仓储作业区视频监控、冷藏车温湿度监控、设备控制以及异常状况报警功能。设立分库或二级配送中心的药品批发企业，中央控制室应能对上述功能实现远程控制。

第十条 应配备备用供电设备，具备突发情况下的电力保障功能。

第十一条 本章除库房建筑及运输车辆外，其他相关设施设备应为企业自有。除按有关规定委托第三方进行药品储存配送外，企业应自行负责库房质量管理，未经药监部门确认不得储存非本企业产品。

1. 简述药品批发企业库区的分类及色标管理。

2. 流通型药品物流配送中心的区域有哪些？

3. 根据所学内容，试画一幅药品物流配送中心的平面示意图。

4. 物流仓库设备有哪些种类？

5. 新修订 GSP 中规定仓库应该配备哪些设施设备？

6.《广东省药品批发企业 GSP 认证现场检查项目（试行）》中对药品仓库相关规定大致有哪些？

7. 20 世纪物流业两大创新是什么？请你搜集资料试从定义、类型、标准化、作用、意义以及存在问题等方面做一定程度的阐述。

8. 物流标准化的技术有哪些？请你阐述在日常生活中哪些方面接触到了这些技术的应用。

9. 你知道的物流设备还有哪些？试举出两例。

10. 请你阐述冷链的定义、冷链设备的类型，并举出实例。

第三单元

医药物流与第三方物流

第一节 医药物流

一、物流

物流（logistics）就是物品从供应地向接收地的实体流动过程。根据实际需要，将运输、储存、装卸、搬运、包装、流通加工、配送、信息处理等基本功能实施的有机结合。这是 2001 年国家质量技术监督局发布的国家标准《物流术语》对"物流"的定义。

二、医药物流及特点

医药物流就是指依托一定的物流设备、技术和物流管理信息系统，有效整合营销渠道上下游资源，通过优化药品供销配运环节中的验收、存储、分拣、配送等作业过程，提高订单处理能力，降低货物分拣差错，缩短库存及配送时间，减少物流成本，提高服务水平和资金使用效益，实现自动化、信息化和效益化。医药物流的特点有以下 6 个。

1. 品类划分的复杂

医药物流最大的特点就是药品品种繁多，分类复杂。

2. GSP 要求

医药物流在配送环节上，对药品批号、生产时间、效期、来源、随货单证等要求都非常严格，在仓储环节上的量化指标要求也极高，所以信息系统必须支持高精度的运作模式。

3. 运输管理严格

药品运输是实现药品的空间位移的手段，也是物流活动的核心环节。在运输过程中应根据不同药品的特性选择不同的交通工具以及采取必要的措施保证药品的安全性，尤其是冷藏药品、特殊管理药品的物流运输。

4. 包装严格

包装材料的卫生情况直接影响药品的质量，药品包装必须适合药品质量的要求，方便储存、运输和医疗使用；必须按照规定贴有标签并附有说明书；特殊药品的标签，必须印有规定的标志等。

5. 仓储与在库保管严格

企业通常为了满足客户对药品的及时需求，保有一定的安全库存，而这部分安全库存由于药品的特殊性无论对于数量和质量都有更高的要求。药品严格分库分区存放，药品需要按剂型及自然属性，分别存放于不同温度条件的库区，确保仓库温湿度；药品摆放应该遵守"六分开"的原则；药品应实行色标管理。

6. 配送严格

出库时应遵循"先产先出、先进先出、易变先出、近期先出"原则，以确保库存药品自身质量始终保持在较为新鲜的良好状态。药品需求的时效性对于药品的物流配送则提出了更高的要求，要求医药物流配送系统具有很高的柔性。

三、现代医药物流配送中心的建立

药品批发企业的主体就是药品仓库，传统意义上的药品仓库最基本的功能就是储存和保管药品，我国药品批发企业主要就是利用药品的批零差价率赚取药品差价和利润，从而维持整个企业的正常运转。

目前我国大多数药品批发企业同质化严重，医药流通市场存在着13000多家药品批发企业，数量多规模小，集中度非常低，市场分散，药品流通环节多且乱，运营成本高，经营行为不规范，因此一直处于"多、小、散、乱"的局面。医药市场竞争的日趋激烈导致了药品批发企业通过药品差价赚取利润的空间日趋减小（医药流通行业毛利率在降低，利润率不足1%），而我国仓储业物流成本（主要是运输成本）居高不下已成为药品批发企业发展的一大桎梏，如何"降费"、"增效"已成为当务之急。

药品批发企业随着规模的不断壮大而反应速度越来越迟缓，思想仍停留在运输仓储上已跟不上现代社会互联网、物联网的发展，满足不了越来越多的市场需求，如要求药品批发企业的配送运输快速灵活，网上购药的需求，医疗服务多样化等，都向传统药品批发企业提出了严峻的挑战。通过建立现代物流配送系统，提高订单水平和处理速度，从而降低流通费用，减少库存，药品批发企业将大大加快药品流通速度取得可观的经济效益。

目前很多大型医药批发企业都想建立一批融商流、物流、信息流为一体，集储存保管、集散转运、流通加工、药品配送、信息传递、代购代销、连带服务等多功能于一体的物流配送中心，而且有很多大型医药批发企业已经开始升级改造为物流配送中心。

但是我国还有大量的中小型药品批发企业，传统医药物流供应链仍存在如下问题。

（1）流通环节多，药品多次中转，配送时间长，仓储和配送安全隐患增多。

（2）每个环节需要的人力多，药品在储运和分拣中差错多，技术系统监控难，经营成本高。

（3）供应链运行效率低，物流手段落后，药品的质量管理、仓储和配送技术创新难以实现。

（4）供应链的每个节点，都要做到小而全，面对终端的用药需求，品种满足度低。

（5）全国 13000 多家医药流通企业，家家都要达到 GSP 标准，为达标一次性投入总额超过 100 亿元，每年还要投入维护费用 100 亿元以上。

高度现代化的医药物流配送中心如同一个"流通工厂"。药品进货通过高速垂直升降机、叉车等作业将商品纳入高层托盘货架和分类保管区。客户的订货信息通过先进的计算机系统下达订单拣选指令；纸箱传输线自动将载有拣选指令的周转箱送入商品拣选区域；拣选人员通过红外线扫描周转箱条码接受拣选指令；流利式货架上的电子标签自动显示订单号码、拣选位置、拣选数量以及完成状态；拣选人员按照电子标签显示的数量完成拣选任务，将周转箱推入传输线，继续下一个区域的商品拣选。

现代医药物流配送中心是医药流通领域的技术革命，主要体现在六个方面：一是实现自动化拣选，提高了操作效率和准确率，可以使货物拣选差错几乎为零；二是高速垂直输送和水平输送装置相结合，大大降低了人员的劳动强度；三是多批量订单同时拣选，缩短了配送时间；四是降低物流配送成本，提高企业市场竞争力；五是立体式货架存储极大提高了库房使用率；六是全面提升了客户服务水平。对生产企业来说，快速的信息传递与配送，增加了生产企业的信任度，增加了为生产企业服务的空间。对医院和零售药店用户来说，不仅提高了药品配送的及时性和准确性，而且可以将物流资源的信息终端延伸到医院和药店，使它们实现零库存管理，最大限度地满足用户的需求，充分体现医药流通企业社会化服务的职能作用。

四、法律基础

现代药品物流配送中心的建设必须以《药品管理法》和《药品经营质量管理规范》为底线，遵循国家药监部门的各项有关规定，如《关于加强药品监督管理促进药品现代物流发展的意见》、《开办药品批发企业验收实施标准（试行）》、《药品经营许可证管理办法》、《关于加强药品经营许可监督管理工作的通知》、《关于开办药品批发企业有关问题的通知》等。

同时《全国药品流通行业发展规划纲要（2011~2015）》（简称《规划纲要》）已于 2011 年发布，《医药物流服务规范》和《药品现代物流企业标准》等推动医药物流规范发展的相关细则正在制定之中，这不仅为我国医药物流提出了远景规划，同时也表明国家把发展现代医药物流、提高药品流通效率放在重要位置。

《规划纲要》中提出，要以信息化带动现代医药物流发展，鼓励有条件的企业广泛使用先进信息技术，运用企业资源计划管理系统、供应链管理等新型管理方法，优化业务流程，提高管理水平。探索发展基于信息化的新型电子支付和电子结算方式，降低交易成本。同时企业可以用无线射频、全球卫星定位、无线通信、温度传感等现代物联网技术以及自动分拣、冷链物流等先进设备，改造传统的医药物流方式，不断提高流通效率。

五、我国医药物流的困局

我国医药物流及其物流配送中心是伴随着物流业、药品零售连锁企业的蓬勃发展和药品批发企业的不断发展壮大而兴起的，药品物流配送中心的兴建如火如荼、方兴未艾，但是目前我国医药物流也存在瓶颈和困局。

1. 现代化的药品物流配送中心固然在运行效率、准确率等方面优势明显，但运行过程也暴露出一些问题，比如由于设备折旧和信息化资金投入造成的阶段性企业经营成本上升，面临原有仓储员工的素质提升或人员调整等，在兴建论证的过程中存在着一味追求规模大、现代化，而不是根据企业的实际情况进行规划设计。

2. 有了现代化的物流平台，硬件问题解决了，软件问题也很关键，而贯穿管理理念和技术的软件开发肯定是要企业自始至终参与其中的，所以必须引入适宜的智力资源，也就是高素质的人才。随着现代化的药品物流配送中心陆续投入运营，医药物流人才供给不足问题也逐渐凸现。目前能够交叉跨越医药、物流两个领域，具有 6 年以上工作经验、两三年医药行业工作经验的经理级人才难觅。

3. 高度自动化的物流中心在运行过程中面临一个比较现实的问题：我国医药流通领域标准化、通用化程度低，至今尚没有全国统一的医药商业编码，药店使用的条形码不超过30%，批发企业就更少，这就制约了物流管理自动化的顺利实现，相应的信息化支持也难以开展。以仓库改造为例，现在医药企业面对的客户很多，订单量很大，客户需求也各不相同，这就要求物流配送中心必须提高对仓储的整合能力，按照 GSP 的要求使物流中心逐步社会化，但统一商业编码的缺失无疑使这些功能的实现大打折扣。

4. 目前药品物流配送中心对药品分区存放、分拣自动化的需求非常迫切，因为现在的药品大多要拆开来散件出货，这对散件的分拣要求就十分严格了，所以散件合流技术的引进也非常必要和迫切。

5. 部分医药产品如血液疫苗等具有特殊性，对药品冷链物流安全条件的要求很高，但当前我国冷链物流发展面临基础设施薄弱、标准缺失、监管缺位等困境，作为冷链物流中很小一部分的医药冷链物流，发展状况更是不容乐观。目前在我国参与医药冷链物流的企业既有大的医药商业企业，又有医药生产企业、医院和第三方物流企业。由于医药冷链物流的特殊性，部分小公司可能并不具备相关资质，极容易导致质量问题的发生。

6. 专家认为尽快建立物流标准化体系，将物流标准化内容列入国家技术标准发展总体规划，尽快提出物流技术标准总体规划，为现代化医药物流配送中心的顺利运营提供相应支持。

第二节　物流管理流程

物流管理流程（logistics management process）有很多种，如药品生产企业的、药品零售连锁企业的，本书重点讲述药品批发企业的物流管理流程，包括收货、验收、入库储存、拣选配货、配装、送货和单据处理等作业流程。

一、收货作业

收货作业是医药物流配送中心运作周期的开始。它包括订货和接货两个过程。

医药物流配送中心收到和汇总终端客户医院、药房、社区卫生服务中心等的订货单后，首先要确定配送货物的种类和数量，然后要查询配送中心现有库存中是否有所需的现货，如果有现货则转入拣选流程，如果没有或虽然有现货但数量不足，则要及时向总部采购部门发出订单，进行订货。采购部门向供应商发出订单以后，供应商（药品生产企业或上一级批发商）会根据订单的要求很快组织供货，配送中心接到通知后组织有关人员接货，先要在送货单上签收，继而对货物进行检验。

二、验收入库

对药品批发企业来说，必须按照新修订《药品经营质量管理规范》以及《药品说明书和标签管理规定》对药品成品进行验收，包括数量和外包装的验收。若与订货合同要求及国家相关法规相符则可以转入下一道工序，若不符合合同要求，配送中心将详细记录差错情况并拒绝接收货物。

经过验收之后，配送中心的工作人员随即要按照类别、品种将其分开，分门别类地存放到指定的仓位和场地，或直接进行下一步操作，如图 3-1 所示。

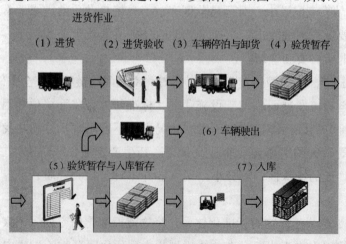

图 3-1　进货作业图

一般商品入库堆叠于栈板之后有两种作业方式，一为商品入库上架，储放于储架上需求时再予出货。商品入库上架由电脑或管理人员依照仓库区域规划管理原则或商品生命周期等因素来指定储放位置，或于商品入库之后登录其储放位置以便于日后的存货管理或出货查询。另一种方式即为直接出库，管理人员依照出货要求将药品送往指定的出货区或暂时存放地点。

三、储存

储存主要是指药品的常备储存，它是为了保证销售需要，但要求是合理库存，同时还要注意在储存业务中做到确保药品不发生数量和质量变化。还有一种储存形态是暂存，是具体执行配送时，按分拣配货要求，在理货场地所做的少量储存准备；或是在分拣配货之后形成的发送货物的暂存，其作用主要是调节配货与送货的节奏，暂存时间不长。

四、拣选配货

拣送配货是配送中心工作人员根据信息中心打印出的要货单上所列的商品、要货的时间、储存区域以及装车配货要求，医院药房、社区卫生服务中心等位置的不同，将货物挑选出的一种活动，如图3-2所示。

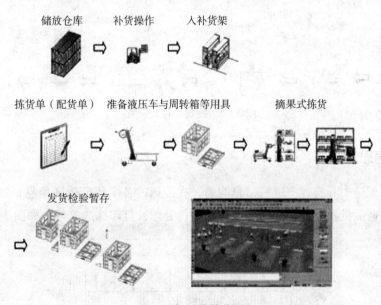

图3-2 补货拣货图

五、配装

为了充分利用载货车厢的容积和提高运输效率，配送中心常常把同一条送货路线上不同终端（如医院、药店、下一级医药批发企业等）的货物组合、配装在同一辆载货车上。这种把多家终端的药品混载于同一辆车上进行配载的安排组配作业的方式，能有效降低送货成本。

六、流通加工

在物流中心的各项作业中以流通加工最易提高货品的附加值，流通加工作业包含药品的分类、过磅、拆箱重新包装、贴标签及药品的组合包装。

七、送货

这是配送中心的最终环节，也是配送中心的一个重要环节。送货包括装车和送货两项活动。在一般情况下，配送中心都使用自备的车辆进行送货作业。同时，它也借助于社会上专业运输组织的力量，联合进行送货作业。此外，适应不同消费终端的需要，配送中心在进行送货作业时，常常做出多种安排，有时是按照固定时间、固定路线为固定用户送货，有时也不受时间路线的限制，机动灵活地进行送货作业，如图 3 - 3 所示。

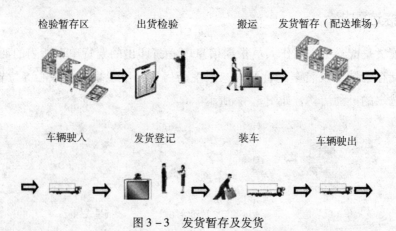

图 3 - 3　发货暂存及发货

八、信息处理

主要是配送中心与客户进行信息沟通，在配送的各个环节传递信息，如接收医院、药房或下级药品批发企业订货，并对订货进行处理，打印拣选单等，如图 3 - 4 所示。

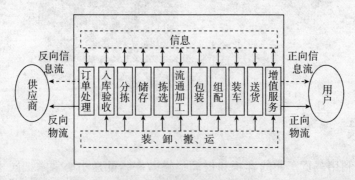

图 3 - 4　物流信息处理过程

另外，为保障配送中心整体的正常运作，还需要进行信息处理、业务结算和退货、废弃货物处理等作业。

第三节　第三方物流

一、第三方医药物流

医药物流的更高级形式是第三方物流。

医药物流因为药品的特殊性一向都是由医药批发企业自行承担，但是随着行业的发展以及国家政策的放行，社会第三方物流逐渐诞生并开始试水接触医药行业的物流体系。

专业的现代物流企业又称第三方物流（third party logistics），是指既非药品供应方又非药品寻求方的第三方企业，通过契约为客户提供商品流通全过程的服务。对传统的药品仓储业来说就是把原有的物流业务、资产人员剥离或托管给第三方物流公司，并与第三方物流公司实行独立结算、相互考核，物流服务与主营业务分开，实行专业化管理。

第三方药品物流业务是取得《开展第三方药品物流业务确认件》的药品批发企业，经药监部门审核批准向相关药品批发企业、生产企业提供药品储存、配送的物流业务。（选自《北京市药品批发企业现代物流技术指南》）

简而言之，第三方物流是药品生产或经营企业的物流配送运输服务的外包行为，如图 3-5 所示。

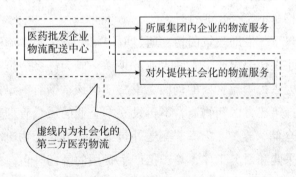

图 3-5　第三方物流示意图

医药企业要取得从事第三方医药物流的资格，首先必须达到现代物流网络的标准。目前省级药监部门多为通过授予企业针对项目的批复件来给予企业经营第三方物流业务的资格，授予对象主要为医药企业或下属子公司，分公司不成为授予对象。从目前企业获批的情况看，医药企业要取得现代物流或第三方医药物流试点企业的资格，不但要有面积超过 $20000m^2$ 的仓库，还要有对药品出入库、在库管理、配送在途各环节进行有效温湿度监管的信息系统，药品在库操作更是要有自动分拣系统、仓库管理系统（WMS）等现代物流软硬件设备。

从目前各地试行的情况看，国内实质性取得药监部门认可并为药企提供物流服务的第三方医药物流公司主要有两种主体：社会物流和医药物流。其中社会物流是以广州市康亚物流有限公司、全洲医药食品物流港有限公司、中国邮政速递物流股份有限公司等为代表，由社会物流企业为医药公司提供仓储、运输配送、代收货款等第三方医药物流服务。按照国家相关规划，这种模式因能够有效整合社会物流资源将得到鼓励和支持。《规划纲要》也提出，要推动医药物流服务专业化发展，在满足医药物流标准的前提下，有效利用邮政、仓储等社会物流资源发展第三方物流。但是社会物流企业从事药品储运业务，从现行法规而言是不需要接受药监部门监管的。因专业领域的不同，社会物流企业又很难按照药品在流通过程中必须遵守 GSP 标准进行作业操作。这就导致了药品一旦进入社会物流体系，其流通监管将存在盲点，越到终端越为严重。

因此目前我国取得第三方医药物流服务资格的企业还是以各地规模药品批发企业（医药物流）为主。尤其是近两年来，一方面，医药公司的主要医院市场越来越受政策的影响，而企业的物流服务能力越来越成为衡量一个企业能否从事医院业务的标准。另一方面，随着新修订《药品经营质量管理规范》（简称新修订 GSP）的出台，医药企业在物流领域的投资规模将越来越大，有效的物流服务不但成为降低企业运作成本和提升核心竞争力的关键因素，也成为企业继续生存下去的必要条件。

当然，将社会物流资源纳入第三方医药物流领域是大势所趋，但是根据国家相关法规，社会物流企业要取得第三方医药物流资格，必须通过 GSP 标准验收，进一步的前提就是要获得《药品经营许可证》。如果不解决该问题，社会物流企业直接获得第三方医药物流试点资格是不符合政策的。

在这一大的背景下，借助政策门槛，通过取得第三方医药物流资格的方式吸引并整合当地众多的中小医药公司或个人做大业务规模，成为许多药企建设现代医药物流中心以及争取第三方医药物流资格的动因。事实证明该举措有一定的效果。作为小型医药流通企业，选择第三方医药物流，不再设立本企业的质量管理部、仓储部和配送部，把医药商品的仓储、养护、出库、配送外包给第三方医药物流企业，可以把企业资源集中到销售、采购和财务工作，等于把产生费用的部门外包，把产生利润的部门控制在自己手上，使医药物流从制造业和商业活动中脱离出来，形成能开辟新的利润源泉的现代服务业。全国 13000 家医药流通企业每年可节省几百亿元低水平重复投入，整个医药物流行业的盈利能力至少翻番。

另外国家也应考虑出台政策给予获得第三方医药物流公司资格的企业优惠政策，如未达到新修订 GSP 物流标准的药企，除非将货品交给获得有资格的企业托管，否则不得从事药品经营业务。制药企业不得设立异地库，只能托管当地具有第三方医药物流公司资格的企业提供货品储运服务。无该资格的物流企业不得进入药品储运领域。

新修订 GSP 明确国家的政策是扶持规模化、推动集约化、支持现代物流、鼓励零售连锁、电子监管信息化，这说明社会化物流企业和传统医药服务公司一样拥有进入的资格，但是社会化物流企业必须通过 GSP 认证和获取《药品经营许可证》，医药服务公司却需要投入庞大的资金建设现代物流网络，二者必须有强大的实力和足够的业务能力以及信息化水平；而物流本身就是一个耗资巨大的项目，因此为了降低生产成本同时也为了增加服务水平药企选择那些专业的物流企业承担物流需求便成为最佳的选择。

二、第三方医药物流的优势

药品第三方物流服务企业，接受药品生产、经营、使用单位的委托，采用现代化物流管理手段，为其提供符合 GSP 要求的药品验收、存储、养护、配送管理服务的活动，如图 3-6 所示。

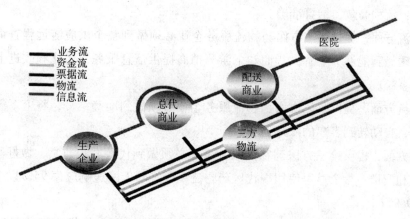

图 3-6　第三方医药物流供应链示意图

第三方医药物流供应链的优势如下。

1. 第三方医药物流通过业务流和商流的有效分离，信息流引领物流和资金流，实现医药流通供应链的优化。

2. 第三方医药物流是现代服务业通过提供专业化的医药物流服务，实现作业自动化、流程信息化、配送及时化、行业集中化。

3. 第三方医药物流使我国 13000 多家医药流通企业减少低水平重复投入，无须每家流通企业建设物流配送中心，减少重复建设。

三、发展第三方医药物流的要求

第一：不采购不销售。

提供第三方医药物流服务企业，不从事采购和销售经营活动，针对药品生产企业、流通商业、医院和零售终端，提供专业化的现代医药物流服务，实现商流与物流有效分离，实现服务和经营的有效分离，如图 3-7 所示。

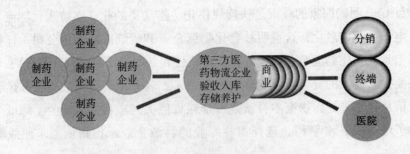

图 3-7　第三方医药物流运营模式图

第二：符合 GSP 要求，达到现代医药物流标准。

提供第三方医药物流服务企业，必须达到现代医药物流标准，同时也必须达到 GSP 要求，这是底线。药品和医疗器械，对于仓储和配送的要求非常专业，普通社会物流的参与，将给患者的生命和医院的运营带来极大的风险。

第三：流程高效，结算准确。

信息流方面，提供第三方医药物流服务企业必须做到整个供应链远程查询和远程定价，必须做到能够为上游供货商和下游分销商提供信息服务，优化和改进上下游客户的物流系统。

资金流方面，提供第三方医药物流服务企业必须做到准确结算，将上下游客户的销售货款，自动转到客户的账户上。

物流方面，提供第三方医药物流服务企业必须做到代替客户收货，做好验收、养护、出库和配送，整个过程使用现代医药物流手段，隔天配送响应率 95% 以上，配送准确率 99% 以上。

商流方面，提供第三方医药物流服务企业必须维护原有的供应链成员利益关系不变。

票据流方面，提供第三方医药物流服务企业可以代替上下游客户开具物流票据和税务票据，做到空货不入库，空票不开出，必须做到合规合法。

第四：建设功能强大的信息系统，打通医药流通完整供应链。

提供第三方医药物流服务企业的信息系统，应做到能够开展多种任务管理、多种作业流程管理、精准货位管理和精准结算管理，支持多种现代物流设备，有自主知识产权，可扩展可升级，可无偿无限制增加终端站点。

提供第三方医药物流服务企业，与上游制药企业的关系定位是：成为全国制药生产企业在本地的配送部，承担全国制药企业在本地的药品配送，直接配送到医院、分销商业和第三终端。制药企业可以通过远程，查询本企业代配送药品的进销存，查询本企业药品的回款和票据。

提供第三方医药物流服务企业，与下游药品零售企业的关系定位是：成为本地所有终端客户的内部医药物流系统开发商、内部管理系统维护商、内部医药物流流程优化商，从而获取终端的远程订单，并将订单提供给供货商。

提供第三方医药物流服务企业，与本地医药流通企业的关系定位是：成为本省所有医药流通企业的质量管理管部、仓储部和物流部，商业企业通过远程管控进销存，指令提供第三方医药物流服务企业入库、出库、配送和结算，做到安全、快捷、准确和及时。

附：《北京市药品批发企业现代物流技术指南》相关条款

第五章 操作流程质量管理

第二十六条 资质管理环节，应通过信息系统对供货单位相关证照、首营品种资质等文件进行扫描、存档及数据维护，建立电子档案，对企业资质有效性及经营范围进行控制。

第二十七条 药品收货与验收过程中应采用信息化手段（如 RF 扫描枪等）辅助对货、票信息进行核验。验收合格待入库药品若无有效自动识别标签（如条码、RFID等），则需要进行赋码（或打码），以完成入库药品信息采集、记录。同时通过信息系统向北京市药品追溯系统及国家电子监管网系统上传相关数据。

第二十八条 药品入库存储环节，应采用搬运设备（如叉车）、自动输送设备（如辊道式输送机等）或自动化仓库的存取系统将药品搬运、上架、存储。药品货位由信息系统按照储存要求自动分配，需按照批号码放药品，不同批号的药品不得混用托盘。

第二十九条 药品储存与养护环节，信息系统可自动生成养护计划和盘点计划，并应用自动识别技术辅助开展药品盘点。

第三十条 药品分拣环节，对于拆零药品，应使用电子标签（DPS）技术、自动识别技术进行拣选或采用自动化分拣机完成对药品的分拣作业；对于非拆零的药品，可以通过自动化分拣机或其他分拣、运输设备整箱出库。

第三十一条 药品出库时，采用自动识别技术辅助进行药品装箱和出库复核作业，并在信息系统中形成相应的作业记录。

第三十二条 药品运输时，应通过信息系统对运输车辆进行追踪。

实训

1. 物流的定义是什么？
2. 试解释普通药品物流和第三方物流的区别。
3. 试简述医药物流管理流程。
4. 试简述物流和储存的区别联系。
5. 你能否解释医药物流和原来的药品仓储养护有何不同？

第四单元

拣货作业与物流信息化

一般的药品批发企业仓库（或药品物流配送中心）需要具备以下的主要功能区域，依次包括：入库月台、入库暂存区、入库验收区、存储区、办公室、拣货分货区、流通加工区、出货暂存区、出货合流区、出货月台区、返品处理区等。

提高物流中心内部各功能区及货物流向的有效性，尽量简化物流中心的运作程序，降低货物损坏率，提高运作效率是现代物流中心设计的重要一环。

本单元对降低物流成本起重要作用的拣货作业做详细介绍，同时简单介绍物流信息化。

第一节　拣货作业

从物流成本的角度来分析，拣货成本占某些物流中心总成本的30%～40%，虽然医药仓库的拣选成本会比此百分比低，但仍是物流作业中投入人力最多的环节，因此，规划合理的拣货系统对物流经营绩效影响甚剧。

分拣作业就是根据顾客的要求，迅速、准确地将货物从其储位拣取出来，并按照一定的方式进行分类、集中，等待配装送货的作业过程。

一、拣选作业系统

拣货作业主要有五项要件：拣货单位、拣货方式、拣货策略、拣货资讯和拣货设备。本节主要介绍拣货方式。

二、拣货单元

拣货单位主要有以下三种。

1. 托盘（P）

出货单位以整托盘量为基本单位，必须利用堆高机或托盘车等机械设备来搬运。由箱堆码在托盘上集合而成，经托盘装载后加固，托盘堆码数量固定，拣货时以整只托盘为拣取单位。

2. 成箱（C）

出货以产品外箱为基本单位，必须用双手拣取。图4－1中托盘和成箱为拣货单位。

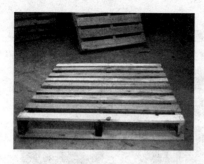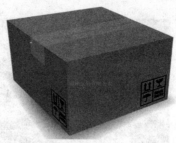

图4-1　托盘及成箱为拣货单位

3. 单品

出货单位以入数为基本单位，单品由箱中取出，可用单手拣取。单件商品包装成独立的单元，以该单元为拣取单位。

三、拣货成套设备标配

拣货成套设备标配包括电子拣货标签、输送设备、柔性货架、网格篮、复核打包工作台，如图4-2所示。

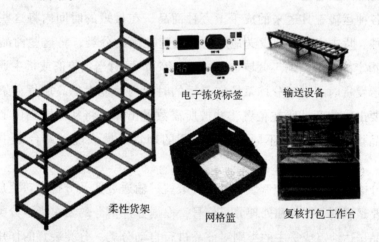

电子拣货标签　　　输送设备

柔性货架　　　网格篮　　　复核打包工作台

图4-2　分拣成套设备

四、拣货方式

按照分拣手段的不同，可以将拣货方式分为人工分拣、机械分拣和电子标签辅助拣货系统三大类。

（一）机械分拣

机械分拣主要是通过自动分拣系统（自动分拣机，图4-3）完成。自动分拣系统的主要特点是能够连续、大批量地分拣货物，分拣误差率极低，分拣作业基本实现无人化。

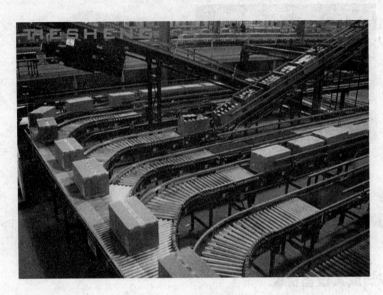

图4-3 自动分拣机

该系统的作业过程可以简单描述如下：物流中心每天接收成百上千家供应商或货主通过各种运输工具送来的成千上万种商品，在最短的时间内将这些商品卸下并按商品品种、货主、储位或发送地点进行快速准确的分类，将这些商品运送到指定地点（如指定的货架、加工区域、出货站台等），同时当供应商或货主通知物流中心按配送指示发货时，自动分拣系统在最短的时间内从庞大的高层货存架存储系统中准确找到要出库的商品所在位置，并按所需数量出库，将从不同储位上取出的不同数量的商品按配送地点的不同运送到不同的理货区域或配送站台集中，以便装车配送。

自动分拣系统一般由控制装置、分类装置、输送装置及分拣道口组成。控制装置的作用主要是识别、接收和处理分拣信号，根据分拣信号的要求指示分类装置按商品品种、商品送达地点或货主的类别对商品进行自动分类。分类装置的作用主要是根据控制装置发出的分拣指令，当具有相同分拣信号的商品经过该装置时，该装置动作，使其改变在输送装置上的运行方向进入其他输送机或进入分拣道口。输送装置的主要组成部分是传送带或输送机，其作用主要是使待分拣商品鱼贯通过控制装置、分类装置。分拣道口是已分拣商品脱离主输送机（或主传送带）进入集货区域的通道，一般由钢带、皮带、滚筒等组成滑道。

（二）电子标签辅助拣货系统

1. 定义

电子标签辅助拣货系统（computer assisted picking system）是一组安装在货架储位上的电子设备，透过计算机与软件的控制，灯号与数字显示作为辅助工具，通过货架上的订单、货名、批号和数量等电子标签显示器，向拣选作业人员及时、明确地下达向货架内补货（入库）和出货（出库）指示，引导拣货人员正确、快速、轻松地完成拣货工作，从而代替传统的纸张拣货单，提高拣货效率。图4-4为药品仓库中使用的电子标签，图4-5为电子标签现场。

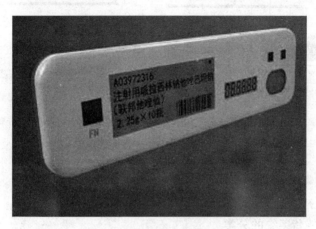

图4-4 药品仓库电子标签

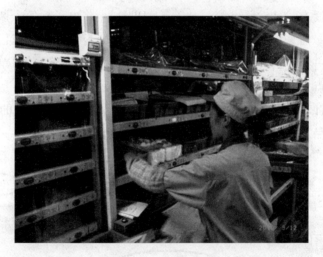

图4-5 电子标签现场

2. 操作步骤（图4-6）

（1）无须打印出库单，出、入库信息通过中央计算机直接下载到对应的电子标签。

（2）电子标签发出光、声音指示信号，指导拣货员完成拣货。

（3）拣货员完成作业后，按电子标签按键，取消光、声音指示信号，将完成信息反馈给中央计算机。

（4）拣货员按照其他电子标签指示继续进行拣货。

（5）复核拼装。

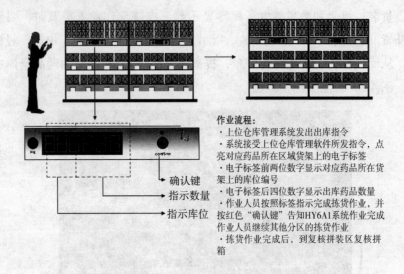

作业流程：
· 上位仓库管理系统发出出库指令
· 系统接受上位仓库管理软件所发指令，点亮对应药品所在区域货架上的电子标签
· 电子标签前两位数字显示对应药品所在货架上的库位编号
· 电子标签后四位数字显示出库药品数量
· 作业人员按照标签指示完成拣货作业，并按红色"确认键"告知HY6A1系统作业完成，作业人员继续其他分区的拣货作业
· 拣货作业完成后，到复核拼装区复核拼箱

图4-6 电子标签拣货作业说明图

3. 电子标签拣货系统的分类

按照作业方式分为摘取式分拣（DPS）和播种式分拣（DAS）。

（1）摘取式系统（digital picking system，DPS） 将电子标签安装于货架储位上，原则上一个储位放置一项产品，即一个电子标签代表一项产品，并且以一张订单为一次处理的单位，并与L－Pick系统的其他设备连接成网络。系统会将订单中有订货商品所代表的电子标签点亮，拣货人员依照灯号与数字的显示将货品自货架上取出，即称为摘取式拣货系统。针对每一份订单，作业员在仓库内巡回，按订单所列的商品及数量，将客户所订购的商品逐一从仓库储位或其他作业区中取出后集中，如图4-7所示。

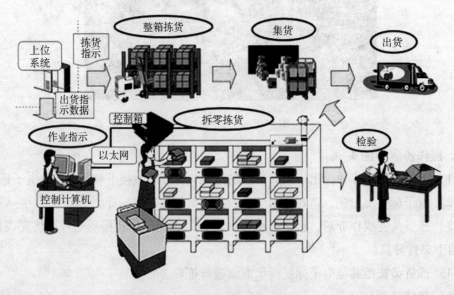

图4-7 摘取式拣货流程仿真图

优点是作业简单，导入和管理容易；缺点是作业重复太多，人力负荷重。这种拣货方式多应用于多货品配送、货品品项多但商品储位相对固定的情形，一般拣货 SKU（最小存货单位）小于货品总 SKU 的 50%。可适用于烟草、百货、药品、电子元件、汽车零配件等行业的物流配送领域。

（2）播种式系统（digital assorting system，DAS）　每一个电子标签所代表的是一个订单客户或是一个配送对象，亦即一个电子标签代表一张订单，每个品项为一次处理的单位，拣货人员先将货品的应配总数取出，并将商品资讯输入，而系统会将有订购此项货品的客户其所代表的电子标签点亮、发出蜂鸣，同时显示出该位置所需分货的数量，配货人员只要依电子标签之灯号与数字显示将货品配予客户即可，此为播种式配货系统，如图 4-8 所示。具体操作为每张订单准备个分拣箱置于分货场，然后作业人员汇总所有订单所需货物的总数量，并按此数量取来货物，再按照每张订单所需数量投入其分拣箱内。

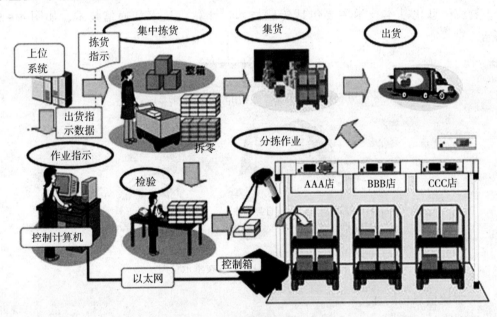

图 4-8　播种式拣货流程仿真图

优点是可以大缩短拣货行走的距离，消除重复行走；缺点是等待订单汇总会延长订单停滞时间，需要相当大的空间作为待验区。

播种式系统通常在处理客户数量多、商品种类少、商品储位经常移动的情况下较适合使用，一般拣货 SKU 大于货品总 SKU 的 50%。

第二节 物流信息化

一、物流信息化概述

1. 定义

物流信息化就是运用现代信息技术对物流过程中产生的全部或部分信息进行采集、分类、传递、汇总、识别、跟踪、查询等一系列处理活动，以实现对货物流动过程的控制，从而降低成本、提高效益的管理活动。

物流信息化的重点活动包括信息的采集、共享与交换、传输与智能分析控制。物流信息化是现代物流的灵魂，是现代物流发展的必然要求和基石。

2. 物流信息化基本技术

物流信息化基本技术主要包括传感技术、计算机技术和通信技术，如图 4 - 9 所示。

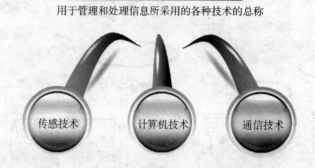

图 4 - 9 物流信息化基本技术示意图

3. 物流信息化的意义

物流信息化的本质是以信息来驱动、管理企业的行为，它的意义在于信息的共享与整合。

二、物流信息化的技术

1. 条码技术（图 4 - 10）

条码技术是实现 POS 系统、电子数据交换（EDI）、电子商务、供应链管理的技术基础，是物流管理现代化的重要技术手段。条码技术包括条码的编码技术、条码标识符号的设计、快速识别技术和计算机管理技术，它是实现计算机管理和电子数据交换不可少的前端采集技术。

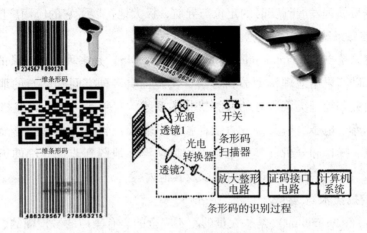

图 4 – 10 条码技术应用示意图

2. 电子数据交换

电子数据交换（electronic data interchange，EDI）是将贸易、运输、保险、银行和海关等行业的信息，用一种国际公认的标准格式，通过计算机通信网络，使各有关部门、公司与企业之间进行数据交换与处理，并完成以贸易为中心的全部业务过程。它是一种利用计算机进行商务处理的新方法。由于使用 EDI 能有效减少直到最终消除贸易过程中的纸面单证，因而 EDI 也被俗称为"无纸交易"。

EDI 有点类似于电子信箱。

3. 无线射频识别

无线射频识别即 RFID（radio frequency identification）技术，是一种通信技术，可通过无线电讯号识别特定目标并读写相关数据，而无须识别系统与特定目标之间建立机械或光学接触。常用的有低频（125～134.2kHz）、高频（13.56MHz）、超高频、微波等技术。RFID 读写器分移动式的和固定式，目前 RFID 技术应用很广，如：图书馆、门禁系统、食品安全溯源等。

无线电的信号是通过调成无线电频率的电磁场，把数据从附着在物品上的标签上传送出去，以自动辨识与追踪该物品。标签包含了电子存储的信息，数米之内都可以识别。与条形码不同的是，射频标签不需要处在识别器视线之内，也可以嵌入被追踪物体之内。如将标签附着在一辆正在生产中的汽车上，厂方便可以追踪此车在生产线上的进度。

4. 全球卫星定位系统 GPS

全球卫星定位系统（global positioning system，GPS），是美国从 20 世纪 70 年代开始研制，于 1994 年全面建成，具有海、陆、空全方位实时三维导航与定位能力的新一代卫星导航与定位系统。GPS 系统包括三大部分：空间部分——GPS 卫星星座，地面控制部分——地面监控系统，用户设备部分——GPS 信号接收机。

现在 GPS 与现代通信技术相结合，使测定地球表面三维坐标的方法从静态发展到动态，从数据后处理发展到实时的定位与导航，极大地扩展了它的应用广度和深度。

5. 地理信息系统

地理信息系统（geographic information systems，GIS）是多种学科交叉的产物，它以地理空间为基础，采用地理模型分析方法，实施提供多种空间和动态的地理信息，是一种为地理研究和地理决策服务的计算机技术系统。其基本功能是将表格型数据（无论它来自数据库、电子表格文件或直接在程序中输入）转换为地理图形显示，然后对显示结果浏览、操作和分析。其显示范围可以从洲际地图到非常详细的街区地图，现实对象包括人口、销售情况、运输线路以及其他内容。

6. 数据挖掘技术

数据挖掘（data mining）是从大量的、不完全的、有噪声的、模糊的、随机的数据中提取隐含在其中的、人们事先不知道的、但又是潜在有用的信息和知识的过程。主要用于市场预测、物流园区规划、配送路径优化、仓储货物分析、顾客价值分析等。

7. 物联网技术

物联网的英文名称叫"The Internet of Things"。顾名思义，物联网就是"物物相连的互联网"。主要用于视频分析、车辆定位、仓储管理、货物分拣、冷链仓储与运输等。

附：《北京市药品批发企业现代物流技术指南》相关条款

第三章　信息管理系统

第十二条　企业应配备相应的物流信息管理系统，系统应符合《药品经营质量管理规范》及《北京市开办药品批发企业暂行规定》要求。

第十三条　企业物流信息管理系统应至少包括仓储信息管理系统（WMS）与企业资源计划系统（ERP），应能有效实现药品入库、出库、储存、运输及配送全过程的质量管理和控制，对相关数据可进行收集、记录、查询。数据采集应完整、及时、准确，并可进行相关报表的统计和制作。

第十四条　物流信息管理系统至少应对如下基础信息进行管理和维护：药品通用名称、剂型、规格、生产厂家、产品批号、购进单位、有效期、到货日期、总件数、总数量及相应的配送信息。从事第三方物流业务的还应维护相应的货主信息。

第十五条　由第三方进行药品储存配送时，委托方与被委托方之间应通过数据交换等技术实现数据同步。

第十六条　计算机管理软件应与物流规模相适应，满足物流运营要求。仓储信息管理系统（WMS）应与企业资源计划管理系统（ERP）实现数据对接。

第十七条　企业的物流信息管理系统应具有入库管理、存储管理、出库管理、配送运输管理、药品退回管理等功能。

第十八条　入库管理功能。药品入库时能够通过信息化手段实现对药品基本信息采集，对货位自动分配，质量检验数据录入及查询。信息系统必须能向北京市药品追溯系统和国家电子监管网系统上传相关数据。

第十九条 存储管理功能。能够对当前存储药品按货位进行查询、维护，能够提供近效期预警。对保管、养护、盘点、退货等作业提供信息化管理，对作业中的相关数据进行存储、查询、维护，能够进行报表打印、建档。

第二十条 出库管理功能。采用自动识别技术对分拣作业、出库复核、装箱作业进行信息化管理。包装箱外需有条形码等识别标签。

第二十一条 配送运输管理功能。应通过信息管理系统对车辆调度、装车计划进行管理及维护。药品运输时，应通过信息管理系统，对运输任务进行追踪，追踪记录数据包括：车号、司机、订单、客户名称、药品通用名称、配送数量、批号、发货时间和到货时间。

第二十二条 药品退回管理功能。通过信息管理系统根据《药品经营质量管理规范》要求对退回药品进行管理。

1. 仓库物流动线有哪些？试简述这几种物流动线的特点。

2. 请画一幅某超市的物流动线图。

3. 试简述电子标签的定义和特点。

4. 试简述物流信息化的定义和技术。

5. 能否谈谈对 RFID 和 EDI 的认识？想想你在哪些地方遇见过此类技术的运用。

6. 下图显示的是配送中心的哪种分拣工艺？

    A. 拣选式   B. 分货式   C. 摘果式   D. 播种式

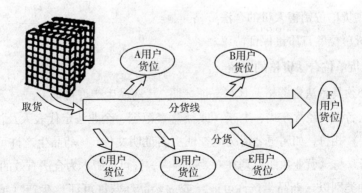

第五单元

药品采购

第一节　普通药品的采购

一、药品采购的定义

药品采购是指药品批发企业从药品生产企业或上一级药品批发企业买入药品的行为。由于药品质量的特殊性，所以在药品采购时一定要坚持"质量第一"的原则，严控药品质量关。本单元根据药品批发企业的实际从两个方面介绍药品采购，即对普通药品的采购和对首营企业首营品种的采购。

本单元依据新修订《药品经营质量管理规范》（以下简称新修订GSP）第二章药品批发的质量管理第八节采购的相关条文展开讲述。

二、普通药品的采购

（一）企业的采购活动必须做到以下几点（新修订GSP第六十一条）

1. 确定供货单位的合法资格。

2. 确定所购入药品的合法性。

3. 核实供货单位销售人员的合法资格。

4. 与供货单位签订质量保证协议。

（二）供货单位合法资格的审核

供货方必须具备法定资格，具有一证一照，《药品生产许可证》或《药品经营许可证》所载企业名称、经营方式、生产（或经营）范围、企业法定代表人及注册地址必须与《营业执照》相符，如属更名情况应查证更名证明文件。《药品生产许可证》或《药品经营许可证》与《营业执照》均在有效期限内，许可证版本为合法有效的现行版本。

拟供品种类别以《药品生产许可证》或《药品经营许可证》生产（或经营）范围为准。

审核项目全部通过的即为合格的药品供货企业，否则为不合格，不得列为企业的合格供方。

以供货方是药品批发企业为例说明，采购方需要审核对方的资格有《药品经营许可证》，需要对证照中的企业名称、法定代表人、经营方式和经营范围、有效期及其一些内容的一致性进行审核，如果有《药品经营质量管理规范认证证书》（GSP 证书，图 5-1）的相关内容进行审核。

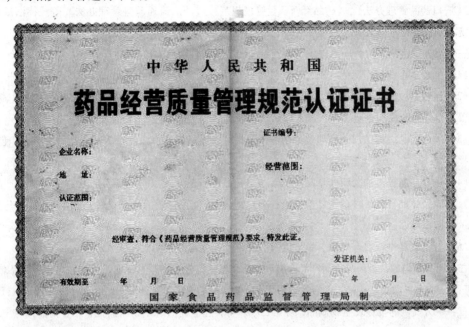

图 5-1 GSP 证书示例

（三）药品质量保证协议书（新修订 GSP 第六十五条）中应体现以下内容

1. 明确双方质量责任。

2. 供货单位应当提供符合规定的资料且对其真实性、有效性负责。

3. 供货单位应当按照国家规定开具发票。

4. 药品质量符合药品标准等有关要求。

5. 药品包装、标签、说明书符合有关规定。

6. 药品运输的质量保证及责任。

7. 质量保证协议的有效期限。

药品质量保证协议本身就是合同约定的形式之一，具有与合同相同的法律效力，因此协议的形式可以是单独签订，也可以将协议内容列入购销商务合同中，协议应当按年度签订，尤其要注意的是协议加盖合同章或公章才能有效（加盖质量部门章无效）。

以下为符合新修订 GSP 规定的、条文清晰、内容齐全的药品质量保证协议书式样。

药品质量保证协议书

甲方（供货方）：

乙方（进货方）：

为确保经营药品的质量，为用户提供安全有效的药品，树立企业的良好形象，依据《药品管理法》、《进口药品管理办法》、《药品经营质量管理规范》、《药品流通监督管理办法》等法律法规和有关规定，双方签订本协议书。

一、甲方销售药品时，应当提供下列资料由乙方质量管理部审核备案：

（1）加盖本企业原印章的《药品生产许可证》或《药品经营许可证》和营业执照的复印件；

（2）授权书原件［授权书应当载明授权人、授权人身份证号码、授权销售的品种、地域、期限，并加盖本企业原印章和企业法定代表人印章（或者签名）］及销售人员身份证复印件；

（3）国产药品应提供加盖原印章的药品注册批件、质量标准、检验报告书、药品说明书、包装、标签批件等；

（4）进口药品提供加盖原印章品种的《进口药品注册证》或《进口药品批件》或《医药产品注册证》和该品种批号的《进口药品检验报告书》或注明"已抽样"《进口药品通关单》，特殊药品还应提供《进口准许证》；

（5）若首次提供资料有变更，甲方应及时提供补充变更的相关文件。

二、甲方提供的每批药品应附产品合格证、药品检验报告书和开具标明供货单位名称、药品名称、生产厂商、批号、数量、价格等内容的销售凭证。进口药品应按照《药品进口管理办法》规定执行。

三、甲方提供的批签发生物制品，除第二条款外，还应提供《生物制品批签发合格证》。

四、药品运输应按照有关规定执行，药品说明书要求低温、冷藏储存的药物，甲方应当按照有关规定，使用低温、冷藏设施设备运输。

五、甲方货到后，乙方依据有关标准进行验收。对有问题的品种，双方应积极配合，及时妥善解决。

六、乙方应具备储存、保管甲方所供药品的场所、人员及条件，因乙方保管、养护不当而导致药品质量发生问题的，由乙方负责。

七、因甲方造成乙方产品近期、过期、积压、退货等原因，损失应由甲方承担。

八、如双方对药物质量产生争议，以法定药检部门的检验报告结果为准。

九、确因甲方药品质量问题造成乙方经济损失的，由甲方负责。

十、因甲方夸大产品的功能与疗效，造成乙方与用户产生纠纷并造成经济损失的，乙方有权向甲方进行追偿。

十一、本协议所涉及的内容，如与上级规定有悖，则以现行法规的要求为准。

十二、本协议未尽事宜由双方协商解决。

十三、本协议一式两份，甲、乙双方各持一份。

十四、本协议自签字之日起生效，有效期至　　年　　月。

甲方（盖章）	乙方（盖章）
负责人（签字）	负责人（签字）
年　月　日	年　月　日

（四）供货单位销售人员资料的审核（新修订 GSP 第六十四条）

1. 加盖供货单位公章原印章的销售人员身份证复印件。

2. 加盖供货单位公章原印章和法定代表人印章或者签名的授权书，授权书应当载明被授权人姓名、身份证号码以及授权销售的品种、地域、期限。

3. 供货单位及供货品种相关资料。

授权书期限不得超过 1 年；供货单位销售人员只能代表一家企业销售药品；同一公司不同授权人进货结算方式、账户应当一致。

如果是生产企业法人授权委托书应列明或附具体品种；经营企业应提供有效药品目录，如果经营公司的品种有特殊委托事项，则应标明。

核实授权书的内容是否符合要求；电话授权单位核实销售人员身份。以上工作留下痕迹。

以下为符合新修订 GSP 规定的法人委托书式样。

法人委托书

（编号　　　）

_____公司：

兹委托我单位_____同志（身份证号：_____，联系电话：_____）负责我司经营药品_____规格_____（品种较多可附产品目录表）的销售、财务结算、税票等相关业务工作。负责销售区域是：_____。销售人员若变动将告知贵方。

委托期限：从____年____月____日起至____年____月____日止。

购销人员合法资格验证	委托单位（公章）：
提供验证人：	
验证固定电话：	
验证结果：	法定代表人（签章）：
验证人：	法定代表人联系电话：
验证日期：	授权日期：　　年　　月　　日

附：被委托人身份证及购销员上岗证复印件，产品目录表

（使用说明：由上游客户填写后，本公司采购员验证）

（五）新修订 GSP 第二章第八节采购的其他规定

1. 药品购销发票的索取（新修订 GSP 第六十六条）

采购药品时，企业应当向供货单位索取发票。发票应当列明药品的通用名称、规格、单位、数量、单价、金额等；不能全部列明的，应当附《销售货物或者提供应税劳务清单》，并加盖供货单位发票专用章原印章、注明税票号码。

发票的开具时间必须在企业销售该批药品之前。发票内容应当结合电子监管码记

录予以核实。

2. 药品购销发票的审核（新修订 GSP 第六十七条）

发票上的购、销单位名称及金额、品名应当与付款流向及金额、品名一致，并与财务账目内容相对应。企业付款流向与供货单位是否相符，如不符必须有合理的说明。

特殊药品的购销结算方式不能用现金支付，可使用支票（图5-2）、电汇、承兑汇票等。

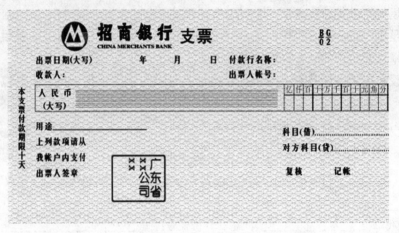

图5-2 支票式样

3. 药品采购记录（新修订 GSP 第六十八条）

采购药品应当建立采购记录。采购记录应当有药品的通用名称、剂型、规格、生产厂商、供货单位、数量、价格、购货日期等内容，采购中药材、中药饮片的还应当标明产地。采购记录由业务部门记录，计算管理系统中应有权限管理，修改必须有记录；可以保留有效期，至少保留5年。疫苗等特殊管理药品按相关规定保存。

如图5-3所示中药饮片的包装上要注明产地，相应的中药材、中药饮片采购记录都要注明产地，因为中药讲究地道药材。

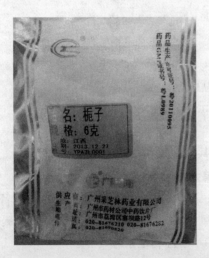 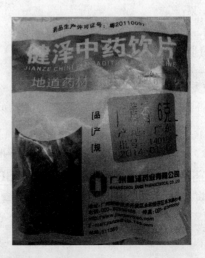

图5-3 药材、中药饮片要注明产地

4. 药品直调（新修订 GSP 第六十九条）

药品直调是指将已购进但未入库的药品，从供货方直接发送到向本公司购买同一药品的需求方的购销活动，包括"厂商直调"和"商商直调"两种。厂商直调即本企业将经营药品从药品生产厂商直接发运至药品购进单位的经营形式；商商直调即本企业将经营药品从药品经营企业直接发运至药品购进单位的经营方式。直调药品的供货企业，必须是列入本企业合格供货方名单的药品生产或药品批发企业。收货单位应是具备合法资格的药品生产、经营、使用单位。

企业直调方式购销药品的前提条件：发生灾情、疫情、突发事件或者临床紧急救治等特殊情况以及其他符合国家有关规定的情形，原则上不允许其他药品直调行为发生。

5. 特殊管理的药品的采购（新修订 GSP 第七十条）

依据的国家有关规定包括：《麻醉药品和精神药品管理条例》、《易制毒化学品管理条例》、《医疗用毒性药品管理办法》、《放射性药品管理办法》、《麻醉药品和精神药品经营管理办法（试行）》、《关于印发〈罂粟壳管理暂行规定〉的通知》、《反兴奋剂条例》。

6. 药品质量风险管理（新修订 GSP 第七十一条）

企业要制定和落实评审制度。质量评审应定期进行，可以分级进行，至少每年一次，有评审报告报告。

（六）药品采购流程示意图

目前诸多药品批发企业（或药品物流配送中心）开通网上业务，因此采购业务过程中涉及的证照也通过互联网进行传送，业务流程大大加快。（图 5 - 4）

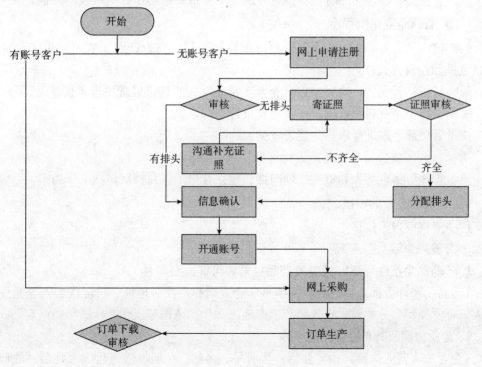

图 5 - 4　药品采购流程图

第二节 首营企业和首营品种的采购

一、首营企业和首营品种的审核

（一）审核

采购中涉及的首营企业、首营品种，采购部门应当填写相关申请表格，经过质量管理部门和企业质量负责人的审核批准。必要时应当组织实地考察，对供货单位质量管理体系进行评价。

（二）"必要时应当组织实地考察"的供应商

发生过药品质量问题的生产企业；国家食品药品监督管理总局质量公告上有被公告的药品的企业；不良信誉记录或其他不良行为的企业；发生大量业务往来的公司；材料无法核实的公司；注册资金太少，人员不齐整的公司；低温冷链供货单位。

（三）考察内容

考察供货企业的质量管理体系是否健全，发生质量问题的原因，是否重新纠正预防措施，纠正预防措施是否真实有效等。

二、首营企业的采购

（新修订 GSP 第六十二条）

（一）定义

首营企业是指购进药品时与本企业首次发生需求关系的药品生产或经营企业。

（二）首营企业审批程序

采购员向供货方索取首营企业资料；审核是否超出有效证照所规定的生产（或经营）范围和经营方式。

采购员核实无误后，填写"首营企业审批表"报采购部经理签署审核意见。

采购员将上述资料和审批表一并交质量管理部审核。

质量管理部经理进行审核并签署意见。

质量总监（或公司总经理）进行审批。

质量管理员将审批表和资料整理归档，建立合格供应商档案包括电子档案。

（三）首营企业的审核

这些资料应当确认真实、有效，信息必须前后一致。（见新修订 GSP 第二章第八节第六十二条）

1.《药品生产许可证》或者《药品经营许可证》复印件

《药品生产许可证》内容包括：编号、企业名称、注册地址、法定代表人、企业负责人、企业类型、分类码、有效期、生产地址和生产范围等。

2. 营业执照及其年检证明复印件

《企业法人营业执照》内容包括：注册号、名称、住所、法定代表人姓名、注册资本、公司类型、经营范围、成立日期、营业期限、须知、年度检验情况等。

3.《药品生产质量管理规范认证证书》（《药品 GMP 证书》）或者《药品经营质量管理规范认证证书》复印件

《药品 GMP 证书》为中英文对照，内容包括：证书编号、企业名称、地址、认证范围、审查结论、有效期、发证机关、发证时间等。

4. 相关印章、随货同行单（票）样式

（1）原印章是企业在购销活动中为证明企业身份在相关文件或凭证上加盖的企业公章、质量管理专用章的原始印记，包括公章、合同专用章、质管/检验专用章、出库专用章、材料公章、法人章、发票专用章、财务专用章等印章（红章），不能是印刷、影印、复印后的印章。

（2）随货同行单（票）（主要是对方公司的销售票据、出库单等）样式上不能为空白，要有字体的打印样式，以便于比对。单据上面必须真实印有"随货同行"字样及对方公司地址。

其中存根联是销售公司留存，签收联为对方仓库收货后拿回销售公司存档，仓库联由销售

公司仓库留存，发票联是客户付款的凭证，随货同行联供收货单位收货验收。

药品销售清单也叫随货同行联，都是供货单位统一印刷然后加盖公章，没有统一的从外观或者防伪能查询真伪的方法。目前一般只能通过追查上家药品销售记录才能确认真伪，可以查找对应发票两相印证（操作正规的公司有的会把发票号码一起打印在销售清单上）、与其他批次的销售清单对照、比对公章、清单内容是手写还是打印、从销售清单编号大概推断出库日期、销售业务员是否是供货公司正规业务员等方式来发现，法律上要确认真伪，只能追查上家并由上家出具书面材料。以下为销售单举例。

<h2 style="text-align:center">××××有限公司　销售单</h2>

客户名称：

送货地址：　　　　　　　　　　NO：　　　　　　　　开单日期：

序号	品名	规格	单位	数量	产地	单价	金额	生产日期 生产批号 有效期	批准文号	备注
1.										
2.										
3.										
4.										
5.										
6.										
7.										
本页金额小计：							以上药品的质量情况			
金额合计（大写）：							合计金额（小写）：			

备注：本批商品验收合格。若有异议、数量不符等原因要求退货，请 10 个工作日内与本公司联系。

单据说明：（白色：存根联　红色：签收联　粉色：仓库联　绿色：发票联　蓝色：随货同行联）

制单人：　　　　发货人：　　　　复核人：　　　　送货人：　　　　签收人：

送货时随货同行的送货单中必须要有通用名称、剂型、规格、批号、有效期、生产厂商、购货单位、出库数量、销售日期、出库日期和销售金额等项目。

5. 开户户名、开户银行及账号（图5－5）

企业的基本账户提供《开户许可证》，一般账户提供银行印鉴卡，所有账户均备份。两种账户主要区别在于一般账户可以办理现金缴存，但不能用现金支票支取现金（提现）只能转账。开户行资料信息必须和开票资料一致。

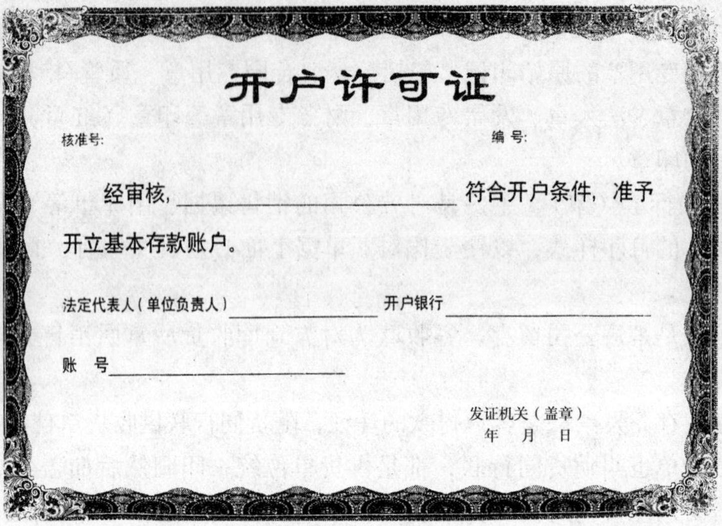

开户许可证

核准号:　　　　　　　　　　　　　　　　编 号:

经审核，＿＿＿＿＿＿＿＿＿＿＿＿＿＿＿＿符合开户条件，准予

开立基本存款账户。

法定代表人(单位负责人)＿＿＿＿＿＿＿＿ 开户银行＿＿＿＿＿＿＿＿＿＿

账　号＿＿＿＿＿＿＿＿＿＿＿＿＿＿

发证机关（盖章）
年　月　日

图5－5　《开户许可证》（开户户名、开户银行及账号）

6. 《税务登记证》复印件

《税务登记证》内容包括：登记证号、纳税人名称、法定代表人（负责人）、地址、登记注册类型、经营范围、批准设立机关、扣缴义务等。

7. 《组织机构代码证》复印件

《组织机构代码证》内容包括：代码、机构名称、机构类型、有效期、颁发单位、登记号、说明、年检记录等。

（四）审核要点

1. 审核各复印件的真假、经营范围和有效期。

2. 《药品生产许可证》、《药品经营许可证》和《GMP证书》、《GSP证书》均可在国家食品药品监督管理总局网站或各省级食品药品监督管理局网站上核实，《营业执照》在各地工商局网站核实，《税务登记证》在税务局网站核实，《组织机构代码证》在组织机构代码中心网站核实。

3. 相关印章、随货同行单要有可比对性，不能用黑白复印件。

（五）首营企业审批表

表 5－1 为首营企业审批表举例。

表 5－1 首营企业审批表

<table>
<tr><td>企业名称</td><td colspan="5"></td><td rowspan="3">类别</td><td colspan="2">药品生产企业□</td></tr>
<tr><td>拟供品种</td><td colspan="5"></td><td colspan="2" rowspan="2">药品经营企业□</td></tr>
<tr><td>详细地址</td><td colspan="5"></td></tr>
<tr><td>邮政编码</td><td></td><td>E－mail</td><td colspan="3"></td><td>传真</td><td></td></tr>
<tr><td>联系人</td><td colspan="2"></td><td colspan="2">联系电话</td><td colspan="4"></td></tr>
<tr><td rowspan="5">许可证</td><td colspan="2">许可证名称</td><td colspan="3"></td><td colspan="2">许可证号</td><td></td></tr>
<tr><td colspan="3">企业名称</td><td colspan="2"></td><td colspan="2">负责人</td><td></td></tr>
<tr><td colspan="3">生产范围</td><td colspan="2"></td><td>有效期</td><td>年</td><td>月</td></tr>
<tr><td colspan="3">企业地址</td><td colspan="2"></td><td>发证日期</td><td>年</td><td>月　　日</td></tr>
<tr><td colspan="8"></td></tr>
<tr><td rowspan="4">营业执照</td><td colspan="3">企业名称</td><td colspan="2"></td><td>注册号</td><td></td></tr>
<tr><td colspan="2">法人代表</td><td></td><td>经济性质</td><td></td><td>注册资金</td><td></td></tr>
<tr><td colspan="3">经营范围</td><td colspan="2"></td><td>经营方式</td><td></td></tr>
<tr><td colspan="3">企业地址</td><td colspan="2"></td><td>发证日期</td><td>年</td><td>月　　日</td></tr>
<tr><td colspan="3">质量认证证书编号</td><td colspan="3"></td><td>有效期限</td><td></td></tr>
<tr><td>业务部门意见</td><td colspan="7">负责人：　　　　　　　　　　　　　　　　　　年　　月　　日</td></tr>
<tr><td>质量信誉</td><td colspan="7">实地考察结论：

负责人：　　　　　　　　　　　　　　　　　　年　　月　　日</td></tr>
<tr><td>审核意见</td><td colspan="7">质量管理负责人：　　　　　　　　　　　　　　年　　月　　日</td></tr>
<tr><td>审批意见</td><td colspan="7">□同意作为合作方
□不同意作为合作方

总经理/主管副总经理：　　　　　　　　　　　年　　月　　日</td></tr>
</table>

填表日期：

注：附□工商营业执照 □生产（经营）企业许可证 □质量保证协议书 □合格供货方档案表

　　□企业 GMP（GSP）认证证书复印件或质量信誉证明

　　□业务员有关证明（身份证复印件、法人授权委托书原件、学历证明复印件、法律上无不良品行证明、上岗证、职业技能证书）

　　其他材料：

三、首营品种的采购

（新修订 GSP 第六十三条）

（一）首营品种定义

首营品种指本企业首次采购的药品。

无论从生产企业或批发企业首次采购的药品都列入首营品种。

质量标准在《中国药典》有收载的、包装标签、说明书等在国家食品药品监督管理总局网站可以查询到的无须收集存档。

（二）首营品种审批程序

采购员向供货方索取首营品种资料；审核药品是否符合供货单位《药品生产许可证》或《药品经营许可证》规定的范围，严禁采购超生产经营范围的药品。

采购员核实无误后，填写"首营品种审批表"报采购部经理签署审批意见。

采购员将上述资料和审批表一并交物价部门、质量管理部审核。

物价员、质量管理部经理进行审核并签署意见。

质量总监（或公司总经理）进行审批。

（三）首营品种的审核

采购首营品种应当审核药品的合法性，索取加盖供货单位公章原印章的药品生产或者进口批准证明文件复印件并予以审核，审核无误的方可采购。

以上资料应当归入药品质量档案。（见新修订 GSP 第六十三条）

1. 首营药品合法性的确定

（1）对于国产药品需要以下文件

药品生产许可证（在有效期内）；

营业执照（经过年检）；

与首营品种剂型相关的生产企业 GMP 证书（在有效期内）；

药品生产批件（原始批件过期已通过再注册的提供药品再注册批件，未通过再注册的需提供原始注册批件和再注册受理通知单）；

国家药品质量标准（标准过期请提供受理通知单，标准已上升的请提供药品标准颁布件）；药品检验报告书（省市级药检报告或出厂药品检验单证明即厂检，按批签发管理的生物制品需提供《生物制品批签发合格证》）；

提供由当地省市级食品药品监督管理局审批的《药品包装、标签、说明书备案批复》或药品说明书、包装、标签备案件复印件；

外盒（或瓶签）与说明书原件各一份；

委托生产的药品须提供委托生产批件及被委托方《药品生产许可证》、《营业执照》、《GMP 证书》；

需要注明注册商标的应提供《商标注册证》；

价格批文，政府定价需省物价单（或国家计委物价文件甲类），市场调节价需当地物价局审批物价或企业自己的定价单（需盖供应厂家红章），市场调节价需两份。

最终供货企业对销售人员的委托书原件及销售人员身份证复印件（法定代表人签发的委托书，载明授权销售的品种、地域、期限，注明销售人员的身份证号码）。

如由经营企业供货，另需增加：生产企业对各供货企业的各级商业委托书，最终供货企业药品经营许可证、营业执照、国税税务登记证，最终供货企业药品经营GSP认证证书。

（2）对于进口药品需要以下文件

进口药品注册证；

进口药品检验报告书（或《生物制品批签发合格证》）；

进口药品质量标准（与《进口药品注册证》上一致）；

药品说明书、包装、标签备案件复印件（符合《药品说明书和标签管理规定》）；

价格批文；

供货企业药品经营许可证、营业执照、国税税务登记证；

供货企业药品经营GSP认证证书；

商业经销委托书；

供货企业对销售人员的委托书原件及销售人员身份证复印件（法定代表人签发的委托书，载明授权销售的品种、地域、期限，注明销售人员的身份证号码）。

（3）尤其注意的是所有资料需加盖最终供货企业红章。

（4）如有生产企业更名情况，须提供生产企业更名的药品补充申请批件及更名的品种目录。

2. 下面就一些资料进行说明

（1）《药品注册批件》或《再注册批件》 《药品注册批件》是国家食品药品监督管理总局批准某药品生产企业生产该品种，发给"批准文号"的法定文件，通俗地说就是这个药品的"出生证"，也就是通常说的"生产批件"。《药品再注册批件》是该品种原来的注册批件到期后需要重新再注册所核发的批件。

国家食品药品监督管理总局
药 品 注 册 批 件

原始编号:

受理号: 批件号:

药品名称	药品通用名称: 英文名/拉丁名:		
主要成分			
剂　　型		申请事项	
规　　格		注册分类	
药品标准编号		药品有效期	
审批结论			
药品生产企业	企业名称: 生产地址:		
药品批准文号		药品批准文号 有效期	
过渡期		新药证书编号	
新药证书持有者			
附　　件			
主　　送			
抄　　送			
备　　注			

年　　月　　日

××省食品药品监督管理局

药 品 再 注 册 批 件

原始编号：

受理号：   批件号：

药品名称	药品通用名称： 汉语拼音：		
剂　　型			
规　　格		药品分类	
药品标准		药品有效期	
药品生产企业	名称： 生产地址：		
审批结论			
药品批准文号		药品批准文号 有效期	
附件			
主送			
抄报			
抄送			
备注			

年　月　日

（2）《药品补充申请批件》 根据《药品注册管理办法》，变更研制新药、生产药品和进口药品已获批准证明文件及其附件中载明事项的，应当提出补充申请，批件示例如下。

国家食品药品监督管理总局

药 品 补 充 申 请 批 件

原始编号：

受理号：   批件号：

药品名称	药品通用名称： 英文名/拉丁名：			
剂　　型			注册分类	
规　　格			药品标准	
原药品批准文号				
申请内容				
审批结论				
药品生产企业	名称： 地址：			
附件				
主送				
抄送				
备注				

年　月　日

（3）药品检验报告书

药品检验报告书式样举例如下。

×××食品药品检验所药品检验报告

报告书编号：　　　　　　　　　　　　　　　　　　　　　　　检品编号：

检品名称		规　　格	
批　　号		包　　装	
生产单位或产地		效　　期	
供样单位		检品数量	
检验目的		收检日期	
检验项目		报告日期	
检验依据			

检验项目　　　　　　　　　　标准规定　　　　　　　　　　检验结果

【性状】

【鉴别】

【检查】

【含量测定】

结论：

第　页 共　页

（4）药品注册批件的附件（质量标准、说明书、药品包装）。

（5）《进口药品注册证》、《医药产品注册证》　药品进口，须经国务院药品监督管理部门组织审查，以审查确认符合质量标准、安全有效的，方可批准进口，并发给《进口药品注册证》或《医药产品注册证》。

正　本

中华人民共和国
The People's Republic of China

进 口 药 品 注 册 证
IMPORTED DRUG LICENSE

注 册 证 号
LICENSE NO

根 据 《 中 华 人 民 共 和 国 药 品 管 理 法 》 和
In accordaoce with The Drug Administration Law of P . R . of China and The Provisions
《 药 品 注 册 管 理 办 法 》 的 规 定 ， 兹 批 准 下 述 公 司 的 下 述
for Drug Registration , the following drug produced by the following company has been
药 品 注 册 。 允 许 进 口 使 用 。
approved and registered . The importation has been authorized hereby .

公司名称 _____
Company

地址： _____   国家： _____
Address   Country

药品名称： _____   商品名： _____
Generic Name   Trade Name

主要成分 _____
Active Ingredients

剂型 _____   规格： _____
Dosage Form   Strength

包装规格 _____   药品有效期： _____
Package Size   Shelf Life

生产厂 _____
Manufacturer

地址： _____   国家： _____
Address   Country

备注： 　　1. 本证有效期至 　　 年 　 月 　 日
Remarks 　　Valid Until

　　　　　2. 注册标准
　　　　　Spocifications

国家食品药品监督管理总局
年 　 月 　 日

（6）进口麻醉药品、精神药品除取得《进口药品注册证》或《医药产品注册证》或《进口药品批件》外，还应取得《进口准许证》才能办理通关。

《进口准许证》内容包括：编号、发证日期、进口单位、出口单位、进口药物名称、商品编码、剂型、包装与规格、数量、进口准许证号、生产企业、进口口岸、出口口岸、说明、期限等。

（7）《进口药品检验报告书》、《进口药品通关单》 在《进口药品检验报告书》上的三个标志为 ILAC – MRA、MA、CNAS，CNAS 是中国合格评定国家认可委员会（简称国家认可委）的认可标志，CMA（即 MA）是中国计量认证的认可标志，ILAC – MRA 是国际实验室认可使用组织的认可标志（即国际互认联合标识）。《进口药品检验报告书》、《进口药品通关单》示例如下。

×××食品药品检验所

进 口 药 品 检 验 报 告 书

报告书编号：　　　　　　　　　　　　　　　　　　　　　共 页，第 页

检品中文名称		检品编号	
检品英文名称			
生产单位/产地		批号	
报验单位		规格	
注册证号		剂型/型号	
批件号		包装规格	
合同号		检验目的	
收样日期		有效期至	
抽样数量		报验数量	
检验依据			

检验项目	标准规定	检验结果
【性状】		
【鉴别】		
【检查】		
【含量测定】		

---------------- 以下无检验项目 ----------------

检验结论			
授权签字人		签发日期	

进 口 药 品 通 关 单

编号：

_____海关：

　　根据《药品进口管理办法》的有关规定，下列药品已予进口备案，请予办理报关验放手续。

药品名称（中/英）：_____

商品名（中/英）：_____

收货单位：_____

报验单位：_____

HS 商品编号：_____　　提运单号：_____

合同号/唛头：_____　　进口口岸：_____

药品生产厂：_____　　产地：_____

剂型：_____　　规格：_____

注册证号：_____　　包装规格：_____

药品批号：_____

进口数量：_____　　进口货值：_____

抽样单位：_____

备注：
　　本通关单自签发之日起 15 日内有效　逾期须重新办理。

年　月　日

　　（说明：本单由国家食品药品监督管理总局统一印制，一式四联。第一联（白）存档，第二联（红）交海关，第三联（绿）交进口单位，第四联（黄）交口岸药品检验所。）

（8）《生物制品批签发合格证》

生 物 制 品 批 签 发 合 格 证
Certificate for the Release of Biological Products

批签

制品名称 _____
Name of the product

生产企业 _____
Manufacturer

地址 _____
Address

收检编号 _____   批号_____
Regis. Code   Lot No.

剂型 _____   规格_____
Dosage Form   Strength

有效期至_____   批量/进口量_____
Valid until   Quantity

经审查，上述制品符合生物制品批签发的有关规定，判定合格。

The product mentioned above complies with the provisions for the release of Biological products and has been approved for release.

本证明系基于对企业申报的制品批制造及检验记录摘要的审查和实验室检定（蛋白质含量、激肽释放酶原激活剂、无菌检查、热原检查）而签发。

This certificate is based on examination of summary manufacturing protocol and Laboratory tests（protein content, PKA, Sterility, Pyrogen）.

年 月 日

（条码）

（四）首营品种审批表

表 5-2 为首营品种审批表示例。

表 5-2 首营品种审批表

药品通用名称及剂型		规格	
商品名		批准文号	
生产厂商		厂址	
销售员姓名		身份证号	
		法人委托书号	
药品适应证或功能主治、疗效等情况			
生产许可证号		营业执照号	
GMP 认证号		批 号	
药检报告书号		质量标准	
包装		说 明 书	
有效期		储 存 要 求	
申请理由			
采购员意见			
		签名：　　　年　月　日	
质管员意见			
		签名：　　　年　月　日	
经理审批意见			
		签名：　　　年　月　日	

四、首营企业和首营品种审批流程图

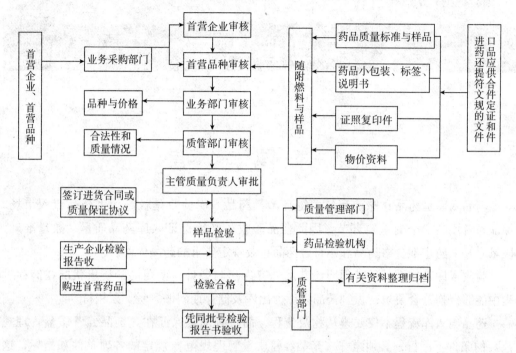

图5-6 首营企业和首营品种报验流程图

1. 企业与供货单位签订质量保证协议的目的是什么？内容有哪些？

2. 供货单位销售人员的留存资料有哪些？有哪些规定？

3. 对首营企业的审核应该确认哪些真实有效的资料？

4. 对首营品种的审核应该确认哪些真实有效的资料？

5. 药品采购合同的质量条款有哪些？

6. 你能否试着写一份药品质量保证协议书以及法人授权书或委托书？

7. 请从网络上查找某药品批发企业或药品生产企业的许可证、《GMP证书》或《GSP证书》，《营业执照》，《组织机构代码证》，《税务登记证》等，并且必须保证内容一致性。

8. 试填写首营企业审批表和首营品种审批表。

药品出入库

第一节　药品入库

　　药品入库是药品仓储流程的关键环节，药品入库验收是杜绝伪劣药品流入市场、保证患者用药安全的重要环节，因此药品验收员必须保证入库药品质量，数量准确，质量完好，防止不合格药品和不符合药品包装规定要求的药品入库。

　　验收入库工作人员还必须明确药品储存库房与条件，使药品的质量状况在储存过程中能够保持符合要求，做到药品入库、出库及储存期间账、货、票相符。

　　药品出入库流程不仅要遵从物流流程，而且必须要保证在《药品经营质量管理规范》的条件下进行，必须遵守《药品经营质量管理规范》规定的各项条件和指标，这是底线。

　　本单元依据新修订《药品经营质量管理规范》（以下简称新修订 GSP）第二章药品批发的质量管理第九节收货与验收以及第十二节出库的相关条文展开讲述。

一、药品收货与验收

　　药品入库时首先进入待验区，由药品验收员根据入库凭证内容核对后，再按批号逐批进行质量抽查，并填写验收记录，合格后由库管员签名办理入库手续，大致操作流程如图 6 - 1 所示。

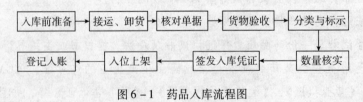

图 6 - 1　药品入库流程图

　　药品入库工作流程可以细分为收货、验收和入库三个方面，必须遵守新修订 GSP 第二章第九节收货与验收的相关规定结合公司物流流程进行。

（一）收货

1. 相关定义（新修订 GSP 第七十二条）

　　（1）收货　指药品经营企业对到货药品，通过票据的查验、货源和实物的检查核对、票据和实物的检查核对、运输方式和运输条件的检查，并将符合要求的药品按照其特性放入相应待验区的过程。

（2）验收 指验收人员依据药典标准、相关法律法规和有关规定以及企业验收标准对采购药品的质量状况进行检查的过程。包括查验检验报告、抽样、查验药品质量状况、记录等。

（3）逐批 指按到货药品的批号逐一进行收货和验收，每个批号均应有完整的收货、验收记录。

（4）企业应当按照国家有关法律法规制定收货与验收的质量检查标准对药品收货与验收过程中出现的不符合检查标准或怀疑为假劣药的情况，应当由质量管理部门按照有关规定进行处理，必要时上报药品监督管理部门。

（5）收货类型有两种 采购到货——核对采购记录和随货同行单；销后退回——核对销售记录和退货申请表。

2. 收货检查（新修订 GSP 第七十三条和第七十四条）

（1）收货时核实运输方式和票据

①检查车厢是否密闭，发现车厢内有雨淋、腐蚀、污染等现象，应当通知采购部门并报质量管理部门处理。

②根据运输单据所载明的启运日期，检查是否符合协议约定的在途时限，对不符合约定时限的应当报质量管理部门处理。

③供货方委托运输药品的，企业采购部门应当提前向供货单位索要委托的运输方式、承运方式、承运单位、启运时间等信息，并将上述情况提前告知收货人员；收货人员在药品到货后，要逐一核对上述内容，不一致的应当通知采购部门并报质量管理部门处理。

（2）特殊药品如麻醉药品、第一类精神药品，除了核实随货同行单和采购记录之外，还要查验供货单位所在省、自治区、直辖市药品监督管理部门发放的《麻醉药品、第一类精神药品运输证明》。

（3）药品到货时，收货人员应当查验随货同行单（票）以及相关的药品采购记录。现场填写的随货同行单（票）要拒收，必须是打印单据；无随货同行单（票）或采购记录的不得收货；随货同行单（票）记载的供货单位、生产厂商、药品的通用名称、剂型、规格、数量、收货单位、收货地址等内容与采购记录、药品实物以及企业实际情况不符的，不得收货，并通知采购部门处理。

（4）"拒收"是指不得将不符合温度要求的药品收货验收入库，不得擅自退回供货方或承运方自行处理。

（5）进行冷藏、冷冻药品的收货检查时尤其要核实运输过程的温度控制状况。

①检查是否使用符合规定的冷藏车或冷藏箱、保温箱运输药品，对未按规定使用冷藏设施设备运输的药品不得收货；

②查看冷藏车或者冷藏箱、保温箱到货时温度数据，符合温度要求的将药品搬运到相应温度的冷库内，导出并查看运输过程的温度记录，确认运输全程温度数据符合要求后，将药品转交待验人员；

③对温度不符合要求的应当拒收，保存采集到的温度数据，将药品隔离存放于符合规定要求的温度环境中，并报质量管理部门处理；

④对收货过程和结果进行记录，内容包括：药品名称、数量、生产企业、发货单位、发运地点、启运时间、运输方式、温控方式、到货时间、温控状况、运输单位、收货人员等；

⑤对销后退回的药品，要严格检查温度控制状况，售出时间较长的，要求退货方提供温度控制说明文件及售出期间相关温度控制数据，不能提供相关文件及数据的，不得收货。

⑥制定冷藏、冷冻药品的退货制度：原则上不退货。若必须退货，则要求对方提出退货申请（写明情况并签字），提供储运证明。

图6－2为到货检查总结。

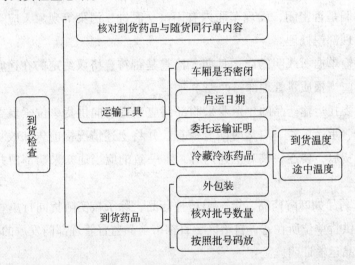

图6－2　到货检查总结

3. 待验状态（新修订 GPS 第七十五条）

（1）"品种特性要求"是指药品温度特性，按冷藏冷冻药品、特殊管理药品和普通药品设定相应的验收时限。待验药品要在规定时限内验收，验收合格药品应当及时入库。

（2）待验　对到货、销后退回的药品采用有效的方式进行隔离或区分，在入库前等待质量验收的状态。

（3）对符合收货要求的药品，收货人员应当拆除药品的运输防护包装，检查药品外包装是否完好，对出现破损、污染、标识不清等情况的药品，应当拒收。收货人员应当将检查合格的药品放置于相应的待验区域内，并在随货同行单（票）上签字后移交验收人员。

（4）药品待验区域及验收药品的设施设备应当能够符合以下要求

①待验区域有明显标识，并与其他区域有效隔离；

②待验区域符合待验药品的储存温度要求；

③特殊管理的药品待验区域为专用的并符合安全控制要求；

④验收设施设备清洁，不得污染药品；

⑤按规定配备药品电子监管码扫码与数据上传设备。

（二）验收

1. 药品验收（新修订 GSP 第七十六条）

（1）验收药品应当按照批号逐批查验药品合格证明文件，对于相关证明文件不全或内容与到货药品不符的，不得入库，并交质量管理人员处理。药品合格证明文件包括《药品生产（经营）许可证》，GMP 或 GSP 认证证书，新药证书，批准文号，药品质量检验报告书或合格证。

（2）应当按照药品批号查验同批号的检验报告书，供货单位为生产企业的，应当提供药品检验报告书原件；供货单位为批发企业的，检验报告书应当加盖其质量管理专用章原印章，也可以是电子数据形式的检查报告书。

（3）电子数据形式的检验报告书是指采用计算机 PDF 等图片格式保存的文件格式，盖章后扫描或直接使用电子档，然后网络传递。

（4）除进口药品、生物制品等需要法定检验机构的报告书外，其余为药品生产企业出具的同批号厂检报告。

（5）验收进口药品应当有加盖供货单位质量管理专用章原印章的相关证明文件（样本详见第五单元药品采购），包括《进口药品注册证》或《医药产品注册证》；进口麻醉药品和精神药品应当有《进口准许证》；进口药材应当有《进口药材批件》；《进口药品检验报告书》或注明"已抽样"字样的《进口药品通关单》；进口国家规定的实行批签发管理的生物制品，必须有批签发证明文件和《进口药品检验报告书》。

（6）验收特殊管理的药品应当符合国家相关规定。

2. 验收规则（新修订 GSP 第七十七条）

（1）标签和封条是药品流通的关键，标签脱落、不清晰或封条损坏均要箱箱检查。

（2）"销后退回"的验收，抽样加倍。

（3）抽取的样品应当具有代表性

①应当对到货的同一批号的整件药品按照堆码情况随机抽样检查，抽样数量规定如图 6-3；到货的非整件药品应当逐箱检查。

整件数量（N）	抽样数量	备注
N≤2	全抽	
50≥N＞2	3件	
N＞50，每增加50	在3件的基础上+1	不足50件，按50件计。

图6-3　抽样数量

②对抽取的整件药品从每整件的上、中、下不同位置随机抽样检查至最小包装，如图6-4所示；每整件药品中至少抽取3个最小包装。

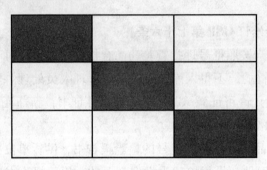

图6-4　抽样方式

③对整件药品存在破损、污染、渗液、封条损坏等包装异常以及零货、拼箱的，应当开箱检查至最小包装。

④对发现被抽取样品存在封口不牢、标签污损、有明显重量差异或外观异常等情况的，应当加倍抽样检查。

⑤同一批号的药品应当每批至少检查一个最小包装，但生产企业有特殊质量控制要求或打开最小包装可能影响药品质量的，可不打开最小包装；外包装及封签完整的原料药、实施批签发管理的生物制品，可不开箱检查。

3. 药品包装标签说明书的验收（新修订 GSP 第七十八条，详见第八单元）

4. 特殊管理的药品的验收（新修订 GSP 第七十九条）

（1）麻醉药品和第一类精神药品到货时，向承运单位索取"运输证明副本"，收货单位应在收到货物1个月内将运输证明副本交还发货单位。

（2）麻醉药品和第一类精神药品为铁路运输时应检查集装箱箱体是否完好，施封有效。道路运输应检查是否采用封闭式车辆，是否有专人押运。

（3）收货时需要双人与送货单位进行现场逐盒逐支（最小销售单元）检查，现场交接药品及资料。

（4）运单收货人只能为单位，不得为个人。

（5）运单货物名称栏内填写"麻醉药品"、"第一类精神药品"或"第二类精神药品"字样，运单上加盖托运单位公章或运输专用章。

5. 验收记录（新修订 GSP 第八十条）

验收药品应当做好验收记录。

（1）验收记录应当包括药品的通用名称、剂型、规格、批准文号、批号、生产日期、有效期、生产厂商、供货单位、到货数量、到货日期、验收合格数量、验收结果等内容；验收人员应当在验收记录上签署姓名和验收日期。

（2）中药材验收记录应当包括品名、产地、供货单位、到货数量、验收合格数量等内容；中药饮片验收记录应当包括品名、规格、批号、产地、生产日期、生产厂商、供货单位、到货数量、验收合格数量等内容，实施批准文号管理的中药饮片还应当记录批准文号。

（3）中药材、中药饮片应当使用药典名称，药典未收录的，应使用有效的炮制规范、《中药大辞典》等收录的规范名称。

（4）应当建立专门的销售退回药品验收记录，记录应当包括退货单位、退货日期、通用名称、规格、批准文号、批号、生产厂商（或产地）、有效期、数量、验收日期、退货原因、验收结果和验收人员等内容。

（5）验收不合格的药品还应当注明不合格事项及处置措施。

（6）验收记录应当是电子记录，其电子数据由计算机系统自动生成，且具有不可更改性；验收人员的电子签名应具有唯一性。

6. 药品电子监管码的扫码（新修订 GSP 第八十一条）

（1）扫码（中国药品电子监管码）必须在入库之前完成，应当见码（中国药品电子监管码而不是药品条形码）就扫。并及时将数据上传至中国药品电子监管网系统平台。

（2）目前已赋码的品种有：主要麻精药品制剂、小包装原料药、二类精神药品、中药注射剂、血液制品、疫苗、国家基本药物、含麻黄碱类复方制剂、含可待因复方口服溶液、含地芬诺酯复方制剂等。

7. 电子监管码不规范的处置方式（新修订 GSP 第八十二条）

（1）企业质量管理文件中应规定电子监管码不符合情况下的处理方式。

（2）中国药品电子监管码的外观检测　条码印刷无脱墨、污点、断线；条码的边缘清晰，无发毛、虚晕或弯曲现象。

（3）企业对未按规定加印或加贴中国药品电子监管码，或者监管码印刷不符合规定要求造成扫描设备无法识别的，应当拒收。

（4）监管码信息与药品包装信息不符的，应当及时向供货单位查询，未得到确认之前不得入库，必要时向当地药品监督管理部门报告。

8. 库存记录（新修订 GSP 第八十三条）

（1）企业应当建立库存记录，验收合格的药品应当及时入库登记；验收不合格的，不得入库，并由质量管理部门处理。

（2）库存记录由验收记录在系统中自动生成，不得任意修改。

二、药品收货验收的其他事项

（一）验收的依据

1. 质量标准

国产药品（包括中外合资药厂生产的药品）均应依据现行《中华人民共和国药

典》、国家食品药品监督管理总局颁布的《国家药品标准》验收。

2. 《进口药品管理办法》

直接从国外进口的药品必须依据《进口药品管理办法》规定的质量标准，经药品监督管理部门指定的药品检验机构检验合格，凭上述单位出具的《进口药品检验报告书》验收。

3. 药品购销合同

购进国产药品、进口药品除按上述规定严格验收外，在签订合同时，如另有质量要求和条款，亦应按合同规定验收。

（二）时间要求

冷藏药品到达后，应立即进行验收，并在 1 小时之内完成验收；其他药品须在药品到达后尽快（一般当日内或 4 小时内）验收完毕。

（三）其他

（1）销后退回药品应在退货药品专用存放场所抽样，整件包装完好的按上述原则加倍抽样；无完整外包装的，抽样至每一最小销售单元。

（2）质量验收不合格药品要有明显红色标记，不准入库。

（3）验收员不得在同一地方同时进行两个或两个以上品种的验收，必须要验收完一个品种，清理现场后再进行另一个品种的验收，严防药品交叉污染及混药事件。

（4）验收记录保存至超过药品有效期一年，但不得少于三年。

（5）验收结束后，应当将抽样检查后的完好样品放回原包装，并在抽样的整件包装上标明抽验标志，对已经检查验收的药品应当及时调整药品质量状态标识或移入相应区域。

三、药品入库程序图

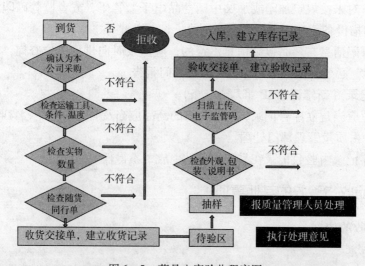

图 6-5　药品入库验收程序图

第二节　药品的出库

药品出库是仓库的发货业务，根据业务部门的药品提货凭证，按其所列的药品编号、名称、数量等项目，组织药品出库、记账、配货、复核、包装、分发等作业，正确及时地完成药品出库任务。

一、发货形式

根据业务部门销售和经营方式的不同，仓库发货分自提、送货等形式。

1. 自提

自提是由购货人（单位）持提货凭证到仓库直接提取，经仓库核实和发货程序后把药品当面点交给提货人，办妥交接手续。

2. 送货

送货系根据业务部门销售的需要，开出提货凭证，通过内部传送到仓库，仓库按单配货，及时将药品运送到购货单位；或完成备货作业后，由运输部门持托运单装运，发往购货单位。当前药品批发企业多以送货业务为主。

二、药品出库配送的流程

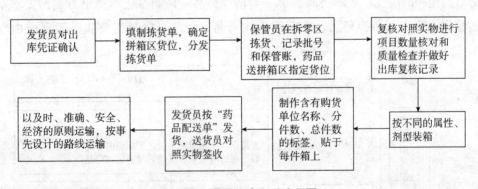

图6-6　药品出库配送流程图

三、药品出库的要求和原则

1. 出库验发

药品出库验发坚持"三查六对"制度，"三查"发票，即查核购销单位、发票印鉴、开票日期是否符合要求，"六对"发票与实物，即核对货号、品名、规格、单位、数量、包装是否相符。

2. 遵循"四先出"和按批号发货的原则

"四先出"即先产先出、先进先出、易变先出、近期先出。具体要求如下。

先产先出指库存同一药品,对先生产的批号尽量先出库。

先进先出指同一药品的进货,按进货的先后顺序出库。

易变先出指库存的同一药品,不宜久储、易于变质的尽先出库。

近期先出指库存有效期的同一药品,对接近失效期的先行出库。

不过拜现代物流技术所赐,由于计算机的使用使得"四先出"和按照批号出货不再是难事。

3. 出库复核

出库时应当对照销售记录进行复核,复核形式总结如图6-7所示。手工复核或条码复核都应有相应的制度及操作规程。(详见新修订GSP第二章第十二节出库第九十六条和九十七条)

4. 特殊管理药品的发货(新修订GSP第九十八条)

(1)严格执行出库复核制度,核对实物与销售出库单是否相符,并确保药品送达购买方《药品经营许可证》所载明的仓库地址、药品零售企业注册地址或者医疗机构的药库。药品送达后,购买方应查验货物,无误后由入库员在随货同行单上签字。随货同行单原件留存,复印件加盖公章后及时返回销售方。

(2)特殊管理药品的出库管理由发货、复核2人共同进行;在特殊药品仓库的制定区域内严格复核,严防发错、避免丢失;待运期间应摆放在相对封闭的指定区域,不得与其他药品混放;麻醉药品、第一类精神药品、易制毒化学品单方制剂要求双人复核签字;第二类精神药品、医疗用毒性药品、蛋白同化制剂及肽类激素应由专人复核。

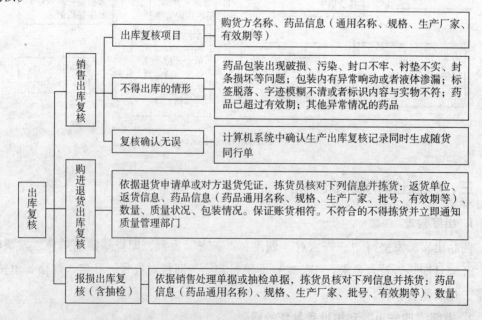

图6-7 药品出库复核形式

5. 药品的拼箱发货（新修订 GSP 第九十九条）

（1）药品拼箱发货的代用包装箱应当有醒目的拼箱标志。拼箱的箱体外侧，要标识出箱内的品种、批号和数量明细，便于收货和验收。

（2）"拼箱发货"是将零货药品集中拼装至同一包装箱内发货的方式。

（3）"代用包装"是指专用的包装纸箱、标准周转箱、重复使用的其他包装纸箱。

（4）拼箱原则　特殊药品和普通药品不能拼箱；冷藏、冷冻药品和其他药品不能拼箱。

6. 随货同行单（新修订 GSP 第一百条）

（1）出库时必须附随货同行单，随货同行单上必须加盖出库专用章原印章，必须注明收货单位、药品信息、发货数量、发货日期。

（2）发货员应将发票附件、药品销售清单、运输托运单等票据随同货物一起发往客户。进口药品应将加盖原印章的注册证和口岸药品检验报告书复印件随药品同行。

7. 冷藏、冷冻药品的装箱、装车（新修订 GSP 第一百零一条）

（1）冷链装箱、装车应有专业的操作人员。设置预冷的温度和时间，温度达到要求后才能装箱或装车，操作过程中保证温度不超标；装箱前要确认包装箱的大小，蓄冷剂的数量等，严格按照打包配比操作；装箱、复核、封箱工作都应在冷藏环境下完成；每批货均要记录预冷的时间，蓄冷剂的数量等参数；冷藏箱、冷藏车要定期验证；冷藏箱和冷藏车不能同时使用。操作人员应经过冷链培训，操作熟练。

（2）保温箱在使用前应按验证的结果放置已充分蓄冷的冷链物料（如冰袋、冰排等），如图6-8所示，箱内温度达到要求后才能装箱。

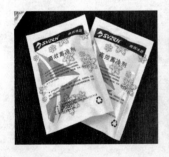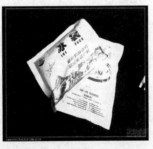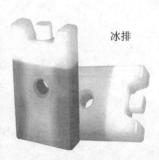

冰排

图6-8　冷链物料

8. 电子监管药品的出库（新修订 GSP 第一百零二条）

计算机管理系统应能对实施电子监管的药品执行"有码（中国药品电子监管码）必扫，扫后即传（传给中国药品电子监管网）"，在出库时进行扫码和数据上传；未完成药品电子监管码数据核销上传的不得出库。计算机管理系统暂不能做到的，制度上应有控制。

1. 药品验收的依据是什么？抽样验收的原则是什么？验收的时间要求一般是多少？

2. 验收的内容包括哪些？药品的杂质、崩解度、硬度、微生物、澄明度、装量差异、装量等检查属于药品批发企业的验收项目吗？为什么？

3. 药品批发企业的药品验收主要是对药品的哪些项目进行验收？

4. 进口药品的验收有哪些项目？特殊管理药品的验收又有哪些项目？

5. 药品出库的原则有哪些？

6. 你能否根据所学内容绘出药品出入库的流程图？

7. 冷藏药品的验收有哪些注意事项和项目？

8. 在《广东省药品批发企业 GSP 认证现场检查项目表》中哪些情况下药品批发企业必须停止发货？而新修订 GSP 中又规定哪些情况下药品批发企业必须停止发货？

9. 现在已赋电子监管码的品种有哪些？

10. 哪些药品必须做到入库双人验收出库双人复核？

11. 请完善药品出入库流程中相应的单据。

第七单元

药品包装的重要内容

第一节 药品包装

药品的包装系指选用适当的材料或容器、利用包装技术对药物制剂的半成品或成品进行分（灌）、封、装、贴签等操作，为药品提供品质保护、商标与说明的一种加工过程的总称。药品包装分内包装与外包装，在流通过程中起保护产品、方便储运、促进销售的作用。

药品包装有三大作用。

首要作用是保护功能，药品在生产、运输、贮存与使用过程常经历较长时间，由于包装不当，可能使药品的物理性质或化学性质发生改变，使药品减效、失效、产生不良反应。保护功能主要包括两个方面，一是阻隔作用，保证容器内药物不穿透、不泄漏，也能阻隔外界的空气、光、水分、热、异物与微生物等与药物接触；二是缓冲作用，可防止药品在运输、贮存过程中免受各种外力的震动、冲击和挤压。

第二大作用是方便应用，方便患者及临床使用，能帮助医生和患者科学而安全地用药。

标签与说明书是药品包装的重要组成部分，它科学而准确地介绍具体药品的基本内容、商品特性。药品的标签分为内包装标签与外包装标签，内容不得超出国家食品药品监督管理总局批准的药品说明书所限定的内容；文字表达应与说明书保持一致。药品说明书应包含有关药品的安全性、有效性等基本科学信息。包装标志是为了帮助用药识别药品而设的特殊标志。

第三大作用就是商品宣传。药品属于特殊商品，首先应重视其质量和应用；从商品性看，产品包装的科学化、现代化程度，一定程度上有助于显示产品的质量、生产水平，能给人以信任感、安全感，有助于营销宣传。

药品包装有内外包装，标签和说明书都属于药品包装的范畴，药品包装、标签、说明书上的重要内容包括药品名称、药品批准文号、药品有效期、药品生产批号、药品注册商标、条形码和中国药品电子监管码等内容。

第二节　药品包装的重要内容

药品标签与说明书的目的是向大众宣传介绍药品的特性，指导合理用药，是药品的重要包装内容之一，是药品生产企业报请审批药品生产的必备资料，是普及医药商品知识的主要媒介，是药品情报的重要来源。下面就药品包装、标签和说明书上的重要内容进行讲解。

一、药品的名称

本单元的"药品"包括中药、化学药品、生物药品、放射性药品以及诊断药品等。

药品的名称有多种，包括通用名、商品名、国际非专利名、英文名、化学名、别名等，《中国药品通用名称命名原则》规定药品的命名应避免采用可能给患者以暗示的有关药理学、解剖学、生理学、病理学或治疗学的药品名称，并不得用代号命名。中药和生物药品无国际非专有名称（INN）命名的酌情处理。

本节重点介绍通用名和商品名。

（一）通用名

药品的通用名指世界卫生组织（WHO）制定的国际非专有名称（INN），是全世界都可通用的名称，无论各国的专利名称和商标名称如何，都可使全世界范围内一种药物只有一种名称。

中国药品通用名（China Approved Drug Names，CADN）是由国家药典委员会按照《药品通用名称命名原则》组织制定并报国家食品药品监督管理总局备案的药品法定名称，是同一种成分或相同配方组成的药品在中国境内的通用名称，也是列入国家药品标准（包括《中国药典》和《国家药品标准》）的法定名称，如阿司匹林，具有强制性、约束性和通用性。

凡上市流通的药品的标签、说明书或包装上必须要用通用名称，其命名应当符合《药品通用名称命名原则》的规定。已经作为药品通用名称的，该名称不得作为药品商标和商品名称来使用。

（二）商品名

商品名是一家企业生产的有别于其他企业同一产品、经过注册的国家食品药品监督管理总局（CFDA）批准的法定标志名称，其特点是专有性，体现了生产企业的形象及其对商品名称的专属权。

药品的商品名是药品作为商品属性的名称，不同企业生产通用名相同的药品，其商品名是完全不同的。现行《药品注册管理办法》规定：药品商品名称仅适用于新化学药品、新生物制品。另外，根据原国家食品药品监督管理局于 2006 年 3 月发布的《关于进一步规范药品名称管理的通知》，除新的化学结构、新的活性成分的药物以及持有化合物专利的药品外，其他品种一律不得使用商品名称，因此真正有资格使用商品名的药品并不多，它们是化药和生物制品注册分类中的"新药"。

（三）化学名

化学名是最准确的命名，英文化学名是国际通用的名称；以药物的化学结构为基本点，反映药物的本质；一种化学物质只有一个化学名，不会发生混淆；多以美国《化学文摘》（CA）为依据，认定基本母核，其余为取代基；中文化学名以《中国药典》收载药品化学名为依据；在申请新药时，中文化学名尽可能与药典命名原则一致，并可参考《英汉化学化工词汇》。

如青霉素 G 的化学名为（2S，5R，6R）-3，3-二甲基-6-（2-苯乙酰氨基）-7-氧代-4-硫杂-1-氮杂双环 [3.2.0] 庚烷-2-甲酸。

（四）药品各名称的区别和联系

按照国际通例，一个上市药品主要有三个名称：化学名、通用名和商品名。其中化学名和通用名是标准名称。

解热镇痛药对乙酰氨基酚为通用名，扑热息痛为别名，化学名是 N-（4-羟基苯基）乙酰胺，不同药厂生产的含有对乙酰氨基酚的复方制剂，其商品名有百服咛、泰诺林、必理通等，所以同一种药物由不同药厂生产的制剂产品往往具有不同的商品名。

药品通用名是国际上通用的名称，是列入国家药品标准的法定名称；商品名不具有全世界通用性，只是某个企业为了某个药品在某个市场上的销售而在工商局注册的法定名称，是品牌名，具有排他性、唯一性、独占性，如巴米尔为阿司匹林的商品名。含有同一种活性成分只有一个通用名和化学名，但由于辅料剂量和剂型的不同，所以可以有多个不同的商品名。就是同一成分，相同辅料制成的相同的仿制药品，不同厂家生产的不仅在不同国家有不同商品名，即使在同一个国家，一种药物常有多个厂家生产，许多生产厂家为了树立自己的品牌，往往给自己的产品注册不同的商品名以示区别。

一个通用名的药品对应的商品名可能有多个。比如常用的心血管药氨氯地平就有商品名多个，如络活喜、彼络平、安内真、兰迪、压氏达、亚斯克平、平能、伏络清、宁立平等。氨苄西林有别名或商品名氨苄青霉素、安必仙、安必林、安比西林、安复平、安比先、苄那消等。有一种抗感冒药通用名叫"复方氨酚烷胺胶囊（或片）"有很多厂家生产，不同的厂家又为这个药品各起了一个商品名以区别于其他厂家的产品，所以就有了商品名盖克、快克、快康、泰克、感王、感康、感邦、卜康、古泉、仁和可立克等等。

多数中药名称经过长期使用已经为消费者所熟识，如逍遥丸、定坤丹、七厘散、八珍丸等，再加上原来药品生产企业市场意识较为薄弱，不注重药品的品牌效应，所以中药一般总是以一个企业商标作为多种药品的商标，在药品包装上连企业的商标都很少有突出的标示。

总体而言，一个药品通用名只有一个，而商品名有多个；药品通用名世界通用，而商品名却是药品作为商品属性的名称；药品通用名载入《中国药典》或《国家药品标准》，商品名是国家工商行政管理总局商标局认定的；药品肯定有通用名，但不一定有商品名；在药品包装、标签或说明书上药品通用名是最显眼的和字体最大的；药品标签或说明书也会正确标注药品的通用名和商品名。

二、药品批准文号

（一）药品批准文号格式

药品批准文号是指国家批准药品生产企业生产药品的文号，是药品生产合法性和药品合法性的重要标志，是区分药品和非药品（食品、保健食品、医疗器械、化妆品等）的重要依据。《中华人民共和国药品管理法》规定，生产药品必须经国务院药品监督管理部门批准，并发给药品批准文号；药品生产企业在取得药品批准文号后，方可生产该药品。批准文号审批权由国家食品药品监督管理总局行使。

药品批准文号格式为"国药准（试）字＋字母＋8位数字"，如图7-1所示。其中"准"字代表国家批准正式生产的药品，"试"字代表国家批准试生产的药品。字母共分7个，分别代表药品的不同类别：H表示化学药品、Z表示中药、S表示生物制品、B表示保健药品、T表示体外化学诊断试剂、F表示药用辅料、J表示进口分包装药品。

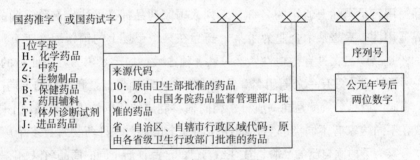

图7-1 药品批准文号格式

（二）药品批准文号格式实样

图7-2、7-3、7-4、7-5、7-6是药品批准文号常见的种类实样。

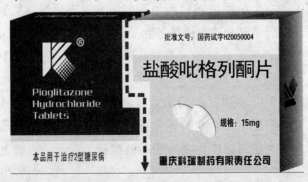

图7-2 试生产药品

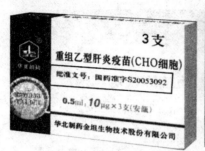
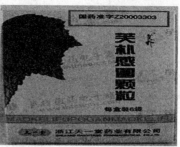

图 7 - 3　生物制品与中成药批准文号

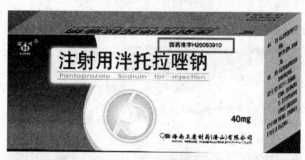

图 7 - 4　化学药品批准文号

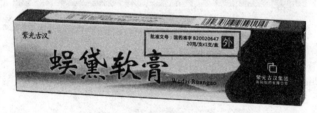

图 7 - 5　药保健药品批准文号

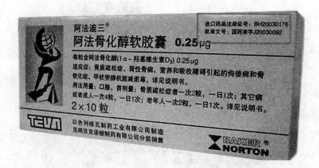

图 7 - 6　进口药品批准文号

　　国家食品药品监督管理总局的网站上并没有体外诊断试剂显示，因为体外诊断试剂一分为三，一部分是生物制品，一部分是医疗器械，一部分是化学药品。图 7 - 7、图 7 - 8 所示为体外诊断试剂。

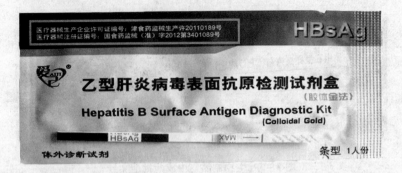

图7-7　转变为医疗器械的体外诊断试剂

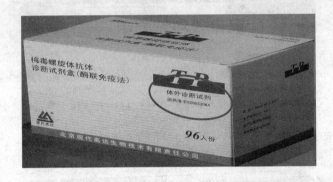

图7-8　转变为生物制品的体外诊断试剂

药用辅料在国家食品药品监督管理总局的网站里有空心胶囊、乙醇、明胶、药用油墨等。

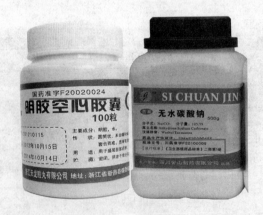

图7-9　药用辅料

有些商品很难从字面上或形状上判断是药品还是非药品，需要从批准文号上才能做出正确判断，药品批发企业仓库中因为药品与非药品要分开存放，所以工作人员必须对该产品是药品还是非药品做出正确的判断，可以从批准文号上判断是药品还是非药品，还可以登录国家食品药监督管理总局的网站，输入该批准文号，鉴定其真伪。

尤其是一些维生素类、葡萄糖类、碘制剂类、钙剂类、创可贴类、阴道洗液等，由于制造工艺、辅料成分、参照标准、剂型等不同，所以可能是药品也有可能是非药品（如保健食品、医疗器械或消毒品等），比如氨基葡萄糖胶囊既有非处方药、也有保健食品，而氨基葡萄糖注射液则属于处方药，这些需要从批准文号及外用标识上加以判断。如同为邦迪创可贴，前者属于医疗器械类防水型（图7－10），后者属于药品类苯扎氯铵型，（图7－11），依据就是批准文号。

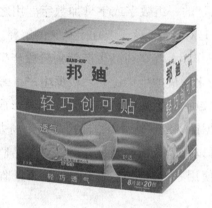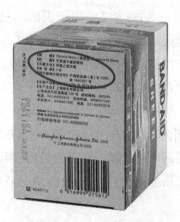

图7－10　邦迪创可贴（医疗器械类）

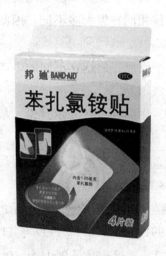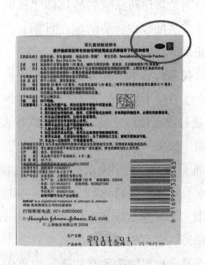

图7－11　邦迪苯扎氯铵贴（药品类）

很多商品名称相同或近似，但有可能是药品，有可能是非药品（如保健食品、消毒品、医疗器械等），这都需要从批准文号上进行判断。即使是同一厂家生产的相同名称的产品，既有可能是药品，也有可能是非药品等。如补充维生素的善存银片、小儿善存片、多维元素片（29 片）属于药品，而善存咀嚼片、善存小佳维咀嚼片则属于保健食品。例如葡萄糖酸锌口服液有药品类也有保健食品类，在储存时一定要把药品和非药品分开。

无论是药品、化妆品、医疗器械、保健食品都可以登录国家食品药品监督管理总局的网站查询；医疗机构自配制剂则在各省市食品药品监督管理局网站上查询，消毒品则在国家卫生和计划生育委员会网站上查询。

三、产品批号和生产日期

"批号"一词的含义：用于识别"批"的一组数字或字母加数字。用之可以追溯和审查该批药品的生产历史，可以认为这是对批号定义最具法定意义的解释。

在生产过程中，药品批号主要起标识作用。它在药品生产计划阶段产生，随着生产流程的推进而增加相应的内容，形成与之对应的生产记录。根据生产批号和相应的生产记录，可以追溯该批产品原料来源（如原料批号、制造者等）、药品形成过程的历史（如片剂的制粒、压片、分装等）；根据销售记录，可以追溯药品的市场去向；药品进入市场后的质量状况；在需要的时候可以控制或回收该批药品。对药品监督管理者来说，可以依据该批药品的抽检情况及使用中出现的情况进行药品质量监督和药品控制。

在我国，药品批号多与药品制剂的原料药有关，不一定表示时间；而药品生产日期反映的则是某件药品制剂的具体生产时间，具体到某一日。目前我国药品包装上都标明药品产品批号和药品的生产日期，二者有时候相同，但大多不同，因此不要把二者等同起来。

以前我国药品生产批号通常由 6 位或 8 位数字组成，但现在不同的生产厂家标示批号的方法发生了变化。

1. 批号以 6 位数字表示，前两位数表示年份，中间两位数表示月份，最后两位数表示日期。如批号"990920"，即 1999 年 9 月 20 日生产的药品。

2. 批号以 6 位数字表示，前两位数表示年份，中间两位数表示月份，后两位表示生产流水号。如"991148"，即 1999 年 11 月第 48 批产品。

3. 批号以 8 位数字表示，即表示日号的 6 位数 -2 位数组成。分号表示的意义只有生产者知道，它可能表示同一日生产批号，如"991108 - 2"，即 1999 年 11 月 8 日第二小批产品；也可能表示有效期，如 20041021 - 02，这批药品是 2004 年 10 月 21 日生产的，有效期为 2 年。

4. 还有另一种批号表示法，如抗生素批号为"51 - 0799 - 15"，即 51 为品种代号，系指注射用盐酸四环素，"07"为 7 月，"99"为 1999 年，"15"为第 15 批。

5. 某些合资厂的药品和进口药品的批号（尤其是原料药品），在形式上几乎没有规律可循。其特点是不把批号和生产日期相联系，如 Lot No. 927 表示药品批号为 927。进口药品虽然从批号上看不出生产日期，但在药品外包装上都会有所标识，如"Manuf. date Nov. 20. 2003"就表示该药品是 2003 年 11 月 20 日生产的。

再如阿托伐他汀钙片（辉瑞制药有限公司）标为"45837001"，其中 4 指 2004 年，58 指在中国大陆生产，37 为厂家品种代号，001 表示批次数。

苯磺酸氨氯地平片（络活喜，辉瑞制药有限公司）生产批号标为"45805006"，其中 4 表示 2004 年，58 指在中国大陆生产，05 为厂家品种代号，006 表示批次数。

重酒石酸注射液（上海禾丰制药有限公司）生产批号标为"4A11001"，其中 4 指 2004 年，A 指 1ml（装量），11 为厂家品种代号，001 表示批次数。

对于进口药品，Bat. No、Lot. No、Batch 等均表示生产批号。

以上介绍说明，药品生产日期和药品批号并无必然联系，国家规定，所有的药品包装上必须注明药品有效期至某年某月某日，药品的生产日期具体到某一日，药品产品批号的意义逐渐减弱，但在发生药害时能及时取到在全国追踪同一产品批号的药品。

需要重点指出的是药品批准文号和药品生产批号是完全不同的两个概念，药品批准文号是国家食品药品监督管理总局审批颁布的，有统一的格式，具有法律上的意义，是药品生产合法性的标志；而药品生产批号是各个药厂根据生产习惯编写的一组数字或字母，没有统一的格式，与药品生产日期有关联但不等同。

从图 7-12 可以看出药品批准文号和产品批号是完全不同的格式和表达方式，药品产品批号无固定格式，在形式上几乎无规律可循，与药品生产日期也无必然联系，所以不能从产品批号的数字或字母上面武断推断出药品的生产日期和有效期。

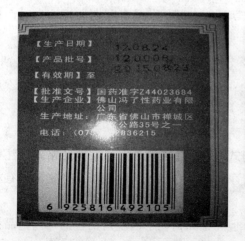 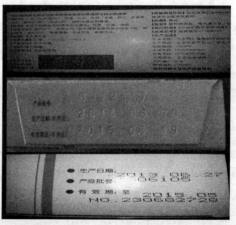

图 7-12　批准文号与生产批号

四、有效期

（一）定义

根据《药品说明书和标签管理规定》规定：药品包装上法定的效期只是有效期。

药品有效期是该药品被批准的使用期限，表示该药品在规定的贮存条件下能够保证质量的期限。药品的有效期应以药品包装说明书上标明的期限为准。对于超过有效期的药品，依据《中华人民共和国药品管理法》之规定，属于劣药，不能再使用！

失效期是指药品从生产制造之日起或自检验合格之日起到规定的有效期限满的时间。"失效期"已经不得在药品包装上使用。

使用期是指某种特定品种，应按规定条件贮存，并在一定时间内使用，过期不再送药品检验所复检，即可自行报废处理。如一般眼药水的有效期是 1 年或 2 年，如果不开封可以一直存放。一旦开封，容易被空气中的微生物和细菌污染，时间越长越容易滋生细菌，所以眼药水开封后，"最多可使用 4 周"，4 周即为使用期。"使用期"已少用，已经不得在药品包装上使用。

（二）有效期的标示

1. 根据《药品说明书和标签管理规定》第三章药品的标签第二十三条规定：药品标签中的有效期应当按照年、月、日的顺序标注，年份用 4 位数字表示，月、日用两位数表示。其具体标注格式为"有效期至××××年××月"或者"有效期至××××年××月××日"；也可以用数字和其他符号表示为"有效期至××××.××."或者"有效期至×××/××/××"等。

预防用生物制品有效期的标注按照国家食品药品监督管理总局批准的注册标准执行，治疗用生物制品有效期的标注自分装日期计算，其他药品有效期的标注自生产日期计算。

2. 该条款表明药品包装上一律只得标注"有效期"，不得再使用"失效期"或"使用期"或 EXP 等字眼。医药批发企业在验收过程中，无论是进口药品还是国产药品，一旦发现有"失效期"或"使用期"或 EXP 等其他效期标注，一律拒收。

3. 该条款也表明了有效期的具体标注格式，药品生产企业必须按照此格式标注药品有效期，年月日必须分别用四位、两位、两位数字表示，否则药品批发企业有权拒收。

4. 虽然欧美国家的时间表示方法不同，但无论如何在中国境内销售的外国药品外包装上有效期的标注格式必定为上述第二十三规定的格式，即必须按照年、月、日的顺序表示，否则一律拒收。

如图 7-13 的有效期表示方法就是相当不规范的表示方法，完全可以拒收。

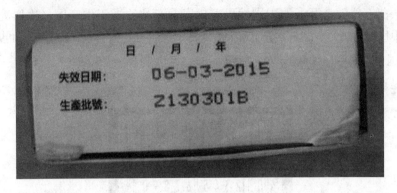

图 7-13　不规范的有效期标示方法

五、条形码与中国药品电子监管码

（一）条形码

1. 条形码的定义

条形码，国际上包括中国现在统称为条码（bar code），是将宽度不等的多个黑条和空白按照一定的编码规则排列，用以表达一组信息的图形标识符。常见的条形码是由反射率相差很大的黑条（简称条）和白条（简称空）排成的平行线图案，包括国际通用 EAN 商品条形码和企业内部管理使用条形码。

EAN——欧洲商品编码（european article number）为最常见的一种编码体系，标准型为 13 位，如图 7-14 所示，一般由前缀部分、制造厂商代码、商品代码和校验码组成。前缀码是用来标识国家或地区的代码，赋码权在国际物品编码协会，如 00~09 代表美国、加拿大，如图 7-15 所示。制造厂商代码的赋权在各个国家或地区的物品编码组织，中国由国家物品编码中心赋予制造厂商代码。商品代码是用来标识商品的代码，赋码权由产品生产企业自己行使，生产企业按照规定条件自己决定在自己的何种商品上使用哪些阿拉伯数字为商品条形码。商品条形码最后用 1 位校验码来校验商品条形码中左起第 1~12 位数字代码的正确性。

图 7-14　EAN-13 标准码结构

条形码前三位就是万能的国别编码，代表着产品的真正生产国，比如美国加拿大 00 ~ 09，中国大陆 690 ~ 695，新加坡 888，日本 45 ~ 49，台湾 471，香港 489，澳大利亚 93，德国 400 ~ 440，韩国 880，新西兰 94，意大利 80 ~ 83，图 7 – 16 前三位为 401，表明德国是产品的真正生产国。

图 7 – 15　条形码示例

编码规则具有唯一性，即同种规格同种产品，对应同一个产品代码，同种产品不同规格应对应不同的产品代码。根据产品的不同性质，如重量、包装、规格、气味、颜色、形状等，赋予不同的商品代码；条形码还有永久性，产品代码一经分配，就不再更改，并且是终身的。当此种产品不再生产时，其对应的产品代码只能搁置起来，不得重复起用再分配给其他商品。

2. 条形码又可分为一维码和二维码以及新出现的彩色条形码等。简单来说一维码是对物品进行代号表示，二维码是对物品进行细节描述。

从外观上，一维码是由纵向黑条和白条组成，黑白相间，而且条纹的粗细也不同，通常条纹下还会有英文字母或阿拉伯数字。二维码通常为方形结构，不单由横向和纵向的条码组成，而且码区内还会有多边形的图案，二维码的纹理也是黑白相间，粗细不同，但是点阵形式而不是一维码的条形形式，如图 7 – 16 所示。

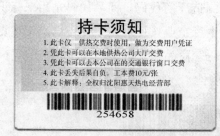

图 7 – 16　一维码与二维码

从作用上，一维码可以识别商品的基本信息，例如商品名称、价格等，但并不能提供商品更详细的信息，要调用更多的信息，需要电脑数据库的进一步配合。二维码不但具别识别功能，而且可显示更详细的商品内容。例如衣服，不但可以显示衣服名称和价格，还可以显示采用的是什么材料，每种材料占的百分比，衣服尺寸大小，适合身高多少的人穿着，以及一些洗涤注意事项等，无须电脑数据库的配合，简单方便。

二维条码技术是近几年来国际上流行的数据防伪、携带、传递的高科技手段，具有数据容量更大，超越了字母、数字的限制，条形码相对尺寸小，具有抗损毁能力、纠错以及可擦写等优势。

（二）中国药品电子监管码

1. 定义

中国药品电子监管码是中国政府对药品实施电子监管为每件产品赋予的标识。每件药品的电子监管码唯一，即"一件一码"，好像商品的身份证，简称监管码。目前电子监管码已经从 16 位升级到 20 位。

无论是监管者、生产企业、经营企业或药品使用终端者都可以通过登录中国药品电子监管网（http：//www.drugadmin.com/），通过药品与监管码的一一对应关系可以进行药品的流向追溯、查询和召回，如图 7 - 17 所示。

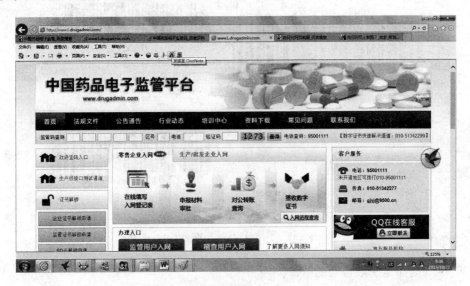

图 7 - 17　中国药品电子监管平台

2. 优点

一件一码：突破了传统一类一码的机制，做到对每件产品唯一识别、全程跟踪，实现"从生产、出厂、流通、运输、储存直至配送给医疗机构全过程在药品监管部门的监控之下"，并且能够随时追踪流向，实时查询每一盒、每一箱、每一批重点药品的生产、经营、库存以及流向情况，遇有问题时可以迅速追溯和召回。

数据库集中存储动态信息：监管网对产品动态信息实时集中存储在超大规模监管数据库中，由于药品一地生产、全国流通销售，通过药品电子监管码实现全国统一无缝覆盖。

全程跟踪：监管网对产品的生产源头、流通消费的全程闭环信息采集，药品监管和稽查人员可以通过移动执法系统，如通过上网或通过手机便利地在现场适时稽查，实现终端移动执法。

信息预警：各企业超资质生产和经营预警；药品销售数量异常预警，可以指示是否有药物滥用，或可能某种药物短时间大量售出，提示可能的疾病流行预警；药品发货与收货数量和品种核实预警，及时发现药品是否流失。

消费者查询：可以借助短信、电话、网络以及终端设施等形式方便地查询药品真实性和质量信息。消费者可以获得的信息有：药品通用名、剂型、规格、生产企业、生产日期、生产批号、有效期等，如果发现问题可以与当地的食品药品监管部门联系。

3. 中国药品电子监管码的三种样式

为了满足不同形状包装的需要，中国药品电子监管网提供三种监管码形式，生产企业可以根据具体情况任选其一使用，如图 7-18 所示。

中国药品电子监管码

8·123456 ·123456789 ·1234

样式 A

中国药品电子监管码

0961201700 00010 00001
电话查询：95001111
短信查询：106695001111
网站查询：www.drugadmin.com

样式 B

中国药品电子监管码

电话查询：95001111
短信查询：106695001111
网站查询：www.drugadmin.com

0961 201700 00010 00001

样式 C

图 7-18 中国药品电子监管码形式

4. 中国药品电子监管码的查询

药品电子监管是国家食品药品监督管理总局利用信息技术进行的监管方式创新，也就是利用计算机网络技术、编码技术等现代信息技术手段，给每个最小销售单元的药品赋予唯一的电子监管码。借助于类似药品"身份证"的监管码，可以实现每一件药品生产、流通、使用的全程监控。查询方法有四种。

（1）通过中国药品电子监管网　www.drugadmin.com 或登录中国产品质量电子监管网 www.95001111.com，把电子监管码里面的条码底下的数字输入进行查询。

（2）拨打中国药品电子监管码查询电话 95001111，按照语音提示进行操作。

（3）发送短信息　编辑药品包装上的监管码，发送至 106695001111，可以收到回复的短信，告知这个药品所有的内含信息。

（4）用手机下载"药品管家"软件，用手机影像抓取电子监管码。

（三）中国药品电子监管码与药品条形码的联系和区别

二者都是条码，也都具有防伪功能。

应用在零售商品的 13 位商品条码（目前主要是 EAN-13/8）是国际组织公布的非

强制标准，是一类一码，是商品的唯一标识，以品种编码，13 位数字，同一个品种的药品每一瓶的编码都是一样的，主要用于 POS 扫描结算，不能分辨真假和记录产品质量，不能实现产品流通跟踪，也不适用不在超市销售的药品，但是商品条码可以在物品编码中心的网站查到药品的名称、厂家等信息。

药品电子监管码是国家规定的药品标签标识，是一物一码，20 位数字，即使相同的药品每一瓶的编码也是不同的，可以登录中国药品电子监管网查询，可以实现对药品生产、流通、消费的全程监管，实现药品真假判断、质量追溯、召回管理与全程跟踪等功能。目前国家规定药品上必须使用中国药品电子监管码，见码必扫，扫后即传。

从图 7-19 两盒银翘解毒液我们可以看出，条形码是相同的，表明是同一个国家同一个厂家生产的同一品种；而中国药品电子监管码的数字是不同的，做到一物一码，同一个国家同一药厂生产的同一品种，但每件产品的中国药品电子监管码不同。

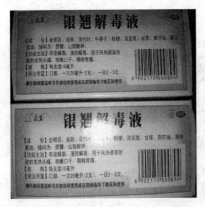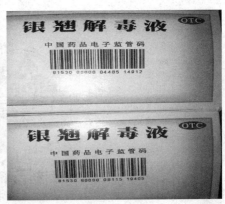

图 7-19　条形码相同但中国药品电子监管码不同

六、注册商标

（一）定义

世界知识产权组织（WIPO）对商标的定义为：商标是用来区别某一工业或商业企业或这种企业集团的商品的标志。

在我国，注册商标是指国家工商行政管理总局商标局依照法定程序核准注册的商标。按照法律的规定，申请注册的商标可以是文字、图形，或者文字和图形的组合。商标一旦获准注册，注册人即享有该商标的专用权，任何人未经注册人同意，不得在相同或类似的商品上使用该商标或与该商标近似的商标，否则将构成商标侵权，要追究法律责任。

商标注册按照不同的商品和服务分类，共分为45大类（商品34类、服务11类），每大类中还划分出若干小类。药品在商标注册分类中被分为第 5 类，具体为 0501（药品、消毒剂、中药药材、药酒）。

在我国，商标注册一般采用自愿原则，只是对某些涉及国计民生或人身健康的特殊商品，要求必须使用注册商标。《商标法》第五条规定："国家规定必须使用注册商标的商品，必须申请商标注册，未经核准注册的，不得在市场销售。"《商标法实施细则》第七条规定："国家规定并由国家工商行政管理局公布的人用药品和烟草制品，必须使用注册商标。"

可见，药品是特殊的商品，它必须使用注册商标。

（二）注册商标的形式

《商标法》规定：使用注册商标应标明"注册商标"字样或者注册标记，其目的是告知公众该商标已经注册，受法律保护，警示他人不要误用造成侵权。商标的注册标记包括Ⓣ和Ⓡ，使用时应当标注在商标的右下角或右上角。注册标记具有简洁的特点，因此最适合于文字商标。目前国内的注册商标大多采用标记Ⓡ，如图 7 – 20 所示。

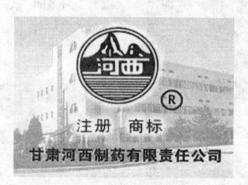

图 7 – 20　注册商标举例

圆圈里的 R 是英文 register（注册）的开头字母，这一标记在世界范围内通用。

药品注册商标有效期为 10 年。

TM 是英文 trademark 的缩写，就是"商标"，即标注 TM 的文字或图形是商标，但不一定已经注册（未经注册的不受法律保护）。在中国商标使用 TM 另有其特殊含义：TM 表示的是该商标已经向国家工商行政管理总局商标局提出申请，并且国家工商行政管理总局商标局也已经下发了《受理通知书》，进入了异议期，这样就可以防止其他人提出重复申请，也表示现有商标持有人有优先使用权。在获得《注册商标证》后，TM 就改为Ⓡ。

现在 TM 在药品注册中已经禁用，如图 7 – 21 所示药品是禁止生产销售的。

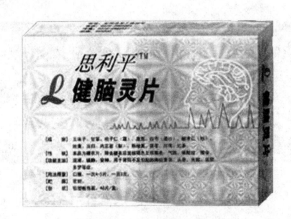

图7-21　TM已经禁用

（三）商品名与注册商标的关系

人们常将药品的商品名与药品的商标（或注册商标）混淆，为了加以区别甚至还演绎出了一个"商标名"的错误概念。实际上，"商标名"的说法是根本不成立的，它只是药商们人为对商标加以药名化的产物。在药品的包装上都印有药品名称，包括"通用名"和"商品名"。

虽然商品名有时也是注册商标，但一般都不会作为商标使用（即不必标注®或TM），注册商标和商品名是完全不同的两码事，只有当商品名作为注册商标在右上方或右下角标⑭和®，此时商品名也是注册商标。

1. 药品包装的定义是什么？药品包装的作用有哪些？在药事管理中按照空间分为哪几类？

2. 请你对药品通用名和商品名进行论述，并进行对比。

3. 请你对药品商品名和药品注册商标进行论述对比。

4. 请你搜索出药品、化妆品、医疗器械、保健食品、消毒品、医疗机构自配制剂、食品等批准文号的格式，并进行对比。

5. 新修订《药品经营质量管理规范》规定药品有效期的形式是什么？

6. 药品条形码和中国药品电子监管码的定义是什么？二者的区别是什么？有什么联系？

7. 注册商标的定义是什么？

8. 下列药品包装上有效期标注为"有效期暂定为24个月"，请问这种说法是否正确？请查找资料阐述。

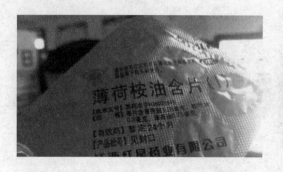
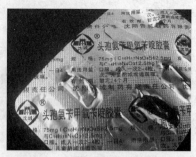

9. 请你分析国产药品包装标签、说明书和进口药品包装标签、说明书在内容上有哪些不同？并对该不同之处进行说明。

10. 请你用手机二维码扫描软件对某一药品的条形码以及中国药品电子监管码进行扫描，并分析结果。

11. 请你举出课本以外的商品名称相同（或主要成分相同）但是分属于药品或非药品（如保健食品、化妆品、医疗器械）的例子，不少于两个。

12. 登录国家食品药品监督管理总局的网站，找出既可能是医疗器械也可能属于生物制品的体外诊断试剂，不少于两个。

13. 根据某药品包装标签说明书，你如何验证该药品的真伪假劣。（自己提供一个药品包装，然后对该包装信息进行验证）

14. 找几个药品包装盒，对其有效期进行判断。

15. 医疗器械分为三类，请你登陆国家行政部门网站查询医疗器械批准文号的三种类型，并且每种类型不得少于3个实例。

16. 化妆品卫生许可批准文号根据用途、国产进口等分为多种类型，请你查询化妆品卫生许可批准文号的类型，并且每种类型不得少于3个实例，写出这些实例的批准文号的具体格式。

17. 请你查找出消毒品的不同批准文号格式，然后每种格式不得少于3个实例。

18. 请你提供医疗机构自配制剂、保健食品、药品、化妆品、医疗器械、消毒品的批准文号各一个，并复制粘贴该产品相关包装标签说明书等资料。

药品说明书和标签的验收

第一节　要　点

一、药品批发企业验收的实质

为了确保药品的质量，国家规定药品生产企业要按照 GMP 标准生产，每个药品生产企业都有质检部门对出厂药品进行质量检验，生产出来的药品质量必须要达到国家药品标准（包括《中国药典》以及局颁标准）所规定的质量要求或指标；在质检完毕之后出厂之前对药品进行包装及封签。

药品批发企业主要是采购药品成品，在验收时遵照《药品经营质量管理规范》（GSP）的有关规定执行，如果要进行澄明度检查、装量差异检查、崩解时限检查、硬度检查等项目检验就必须要对药品成品进行拆封（拆除封签）并且破坏剂型进行检验，这种检验事实上是在药品生产企业出厂之前质量检验时进行，是一种破坏性检验，所以药品批发企业再进行这种破坏性检验既是一种重复劳动，又使一种资源浪费，损害了企业的经济利益。

事实上我国药品市场上药品品种多达上万种，一个品种又对应多种剂型，一个剂型又对应多种规格，一个药品批发企业经营的品种、剂型规格非常之多，有的多达几千种，来往的批次就更多，如果药品批发企业对每批药品进行破坏性质量检验，不仅需要相应的各种各样的检验仪器，还需要巨大的资金维持及专业人员，这对药品批发企业来说是根本难以想象的，也是巨大的经济负担，药品批发企业根本就没有这个能力和责任来做这些国家药品标准所规定的本属于药品 GMP 生产下的各项检验项目。

因此新修订《药品经营质量管理规范》（以下简称新修订 GSP）已经不要求药品批发企业进行澄明度检查、装量差异检查、装量检查、崩解时限检查、硬度检查、微生物检查等实际上属于药品生产企业的质量检验职责范围的破坏性检查，验收房也不需要了；水分仪等也不是必备要求，主要是因为中药材企业涵盖药材收购。

新修订 GSP 以及《药品说明书和标签管理规定》对药品批发企业的药品验收规定主要是进行包装、标签、说明书的检查以及各种资料的审核，同一批号的药品应当至少检查一个最小包装；在外包装不能拆封的情况下不检查内在包装；在感官可检查的范围内对抽查的药品进行检查，如查看抽查的溶液是否渗漏，是否有沉淀，片剂是否发霉长毛等，药品批发企业无权也无能力为药品的内在质量负责。

因此药品生产企业按照 GMP 标准生产药品，药品批发企业按照 GSP 标准储存养护药品；药品生产企业在药品出厂之前要对药品内在质量如崩解时限、澄明度、装量差异等项目进行抽样检验，而药品批发企业无需对药品内在质量负责，只需要按照 GSP 标准对药品外包装及外观进行抽样感官层面上的检查验收。

总而言之，按照新修订 GSP 规定药品批发企业主要是进行包装标签、说明书的验收以及某些外观质量和物理检查而非内在质量检验，法律依据是《药品经营质量管理规范》（GSP）、《药品说明书和标签管理规定》以及各省市 GSP 项目认证指标。

因此药品批发企业验收的实质是对药品相关资料的再度审核、在《药品说明书、标签管理规定》的指导下对药品标签、说明书和包装进行抽查验收，在不破坏抽查药品内包装及内在质量的基础上进行感官检查，如眼观、耳听、手摸等。

表 8 - 1 中对药品生产企业质量检验和药品批发企业质量验收做了对比。

表 8 - 1　药品生产企业质量检验和药品批发企业质量验收对比

	药品生产企业	药品批发企业
相关科室	质量检验科	质量管理部
实质	内在质量（参数、指标）	外在包装（标签、说明书、包装）和外观
工具	实验室、仪器、试剂	感官，主要凭眼睛、手、耳朵
依据	《中国药典》	《药品说明书和标签管理规定》和新修订 GSP
判断	指标参数的相关数据	凭借眼睛、手、耳朵等感官判断
是否破坏性	破坏性检查	非破坏性检查，一般抽查药品包装，不会对药品质量产生实质性影响
不合格	重新生产	加倍验收
检查方式	抽查	抽查

二、最小包装的标签、说明书的规定

新修订 GSP 第二章第九节第七十八条对标签、说明书做了规定。

（1）标签应当有品名、规格、用法用量、批准文号、生产批号、生产厂商等内容。对注射剂瓶、滴眼剂瓶等因标签尺寸限制无法全部注明上述内容的，至少应标明品名、规格、批号 3 项；中药蜜丸蜡壳至少注明品名。

（2）化学药品与生物制品说明书应当列有以下内容：药品名称（通用名称、商品名称、英文名称、汉语拼音）、成分［活性成分的化学名称、分子式、分子量、化学结构式（复方制剂可列出其组分名称）］、性状、适应证、规格、用法用量、不良反应、禁忌、注意事项、孕妇及哺乳期妇女用药、儿童用药、老年用药、药物相互作用、药物过量、临床试验、药理毒理、药代动力学、贮藏、包装、有效期、执行标准、批准文号、生产企业（企业名称、生产地址、邮政编码、电话和传真）。

（3）中药说明书应当列有以下内容：药品名称（通用名称、汉语拼音）、成分、性状、功能主治、规格、用法用量、不良反应、禁忌、注意事项、药物相互作用、贮藏、包装、有效期、执行标准、批准文号、说明书修订日期、生产企业（企业名称、生产地址、邮政编码、电话和传真）。

（4）中药饮片的包装或容器应当与药品性质相适应及符合药品质量要求。中药饮片的标签应当注明品名、规格、产地、生产企业、产品批号、生产日期；整件包装上应当有品名、产地、日期、供货单位等，并附有质量合格的标志。实施批准文号管理的中药饮片，还需注明批准文号。

（5）直接收购地产中药材的，应当在中药样品室（柜）中收集所收购品种的样品，在验收时通过实物与样品的对照，起到质量检查的作用。

三、核对进口药品资料的内容

（1）核对药品检验报告书与药品 品名、厂家、剂型、规格、批号、注册证、效期。

（2）核对《药品检验报告书》 药品检验所公章、报验单位公章、来货单位公章、药检结论、药品检验所授权人签名等。

（3）核对《进口药品注册证》 国家食品药品监督管理总局（进口药品注册专用章）、注册证号、品名、规格、厂家、剂型、来货单位公章、注册证有效期。

（4）核对《精神药品进口准许证》 品名、厂家、剂型、规格、准许证号、进口日期、来货单位公章。

（5）核对批签发合格证（人血白蛋白、人免疫球蛋白） 品名、厂家、剂型、规格、批号、效期、来货单位公章、国家食品药品监督管理总局（批签发专用章）。

这些进口药品纸质资料实样参见第五单元药品采购。

四、药品最小包装和最小销售单元的区别

国家食品药品监督管理总局没有对药品最小包装和最小销售单元做出明确的规定，但在药品批发企业药品抽样验收中有时候需要确定最小包装和最小销售单元，尤其表现在特殊管理的验收方面。

特殊管理的药品如麻醉药品和第一类精神药品的验收及出库必须要对此类药品的数量精确到每一支每一粒，这就需要区别最小包装和最小销售单元（拆零前为最小包装，拆零后每一粒每一支就是最小销售单元）。图8-1中盐酸哌替啶注射液是麻醉药品，属于特殊管理的药品，药品批发企业工作人员必须验收到每一支注射液，该包装盒是最小包装，而每一支哌替啶注射液是最小销售单元。

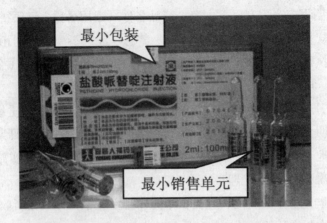

图 8-1　最小包装和最小销售单元

五、药品最小包装的验收

药品批发企业工作人员按照验收规则抽查药品，检查所抽查药品的最小包装。GSP中并没有对药品最小包装做出明确指示性规定，但是在药品批发企业实际操作中一般都遵循不会对药品最小包装做出实质性的破坏为原则。一般情况下拆开药品的纸质包装（即使贴有防伪标签等也是可以拆开的），对药品进行感官检查，如果验收不合格视情况进行复验或退货；但有些纸质包装强行拆开不能恢复原状，此时就不应该打开包装。下面以几个实例来说明。

1. 以银翘解毒液验收为例（图 8-2）

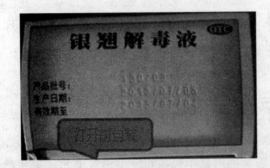
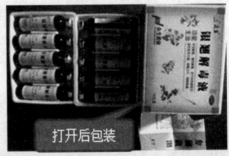

图 8-2　银翘解毒液拆封前后

拆开纸质包装，内部呈现两板 10 支口服溶液且无纸质封层，必须要对该 10 支口服溶液进行感官检查，如果有损毁、沉淀、容器破裂等不合格现象，应加倍复验，仍不合格则退货。

2. 以氧氟沙星眼膏为例（图 8 – 3）

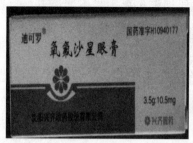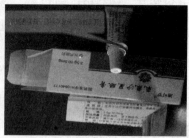

图 8 – 3 氧氟沙星眼膏拆封前后

拆开纸质包装后呈现出一支无缝包装的锡管，但该锡管瓶盖套属于防拆封设计不能拧开，如果拧开则视为破坏性拆封，因此只能通过感官进行眼膏剂的外观检查，如是否有溢漏、砂眼、眼膏剂外形是否饱满、是否有异臭等现象。

3. 以双黄连口服液为例（图 8 – 4）

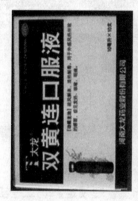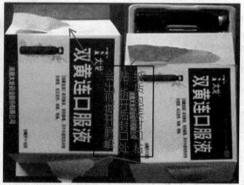

图 8 – 4 双黄连口服液拆封前后

该品种属于纸质包装，但该纸质包装盒被粘贴，不能撕开，撕开后包装封口处会留下损毁痕迹，不能恢复到原来状态，因此在验收时就不能破坏该纸质包装，不能对此包装内的口服溶液进行验收，也就是验收到该纸质包装为止。

4. 以脑心通为例（图 8 – 5）

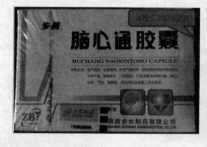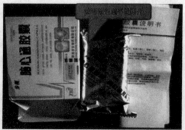

图 8 – 5 脑心通胶囊拆封前后

该品种纸质包装盒外包裹一层塑料薄膜是可以撕开的，撕开薄膜和封口上的防伪标签后，打开包装盒，药品被铝箔包裹，这层铝箔包裹则是不能撕开的，因为撕开后不能恢复原状，因此不能凭感官检查铝箔里包裹的药品，验收到此为止。

第二节　药品标签和说明书的验收

一、标签和说明书的验收实务

药品标签和说明书的最重要相关规定是《药品说明书和标签管理规定》，2006 年 6 月 1 日起施行。

（一）标签的规范及式样

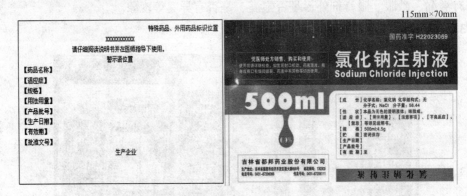

图 8-6　药品标签式样和真实样本

1. 药品通用名称的有关规定（《药品说明书和标签管理规定》第二十五条）

（1）对于横版标签，必须在上三分之一范围内显著位置标出；对于竖版标签，必须在右三分之一范围内显著位置标出；如图 8-7 所示。

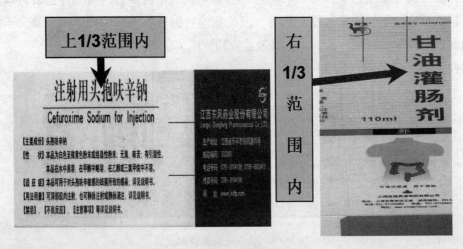

图 8-7　通用名在标签的位置

（2）不得选用草书、篆书等不易识别的字体，不得使用斜体、中空、阴影等形式对字体进行修饰，如图8-8所示。

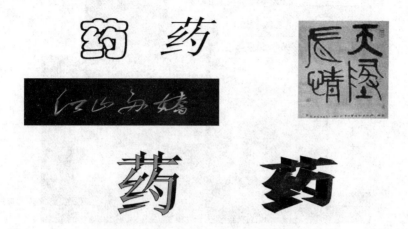

图8-8 药品通用名称禁止使用的修饰字体

（3）药品通用名称必须使用黑色或者白色，不得使用其他颜色。浅黑、灰黑、亮白、乳白等黑、白色号均可使用，但要与其背景形成强烈反差。按上述精神，如通用名文字的颜色不符合规定，只能作拒收处理。

（4）除因包装尺寸的限制而无法同行书写的，不得分行书写。

（5）既是商品名又是注册商标的，可以按照商品名的要求书写，也可以标注注册商标标识。

（6）药品商品名称不得与通用名称同行书写，其字体和颜色不得比通用名称更突出和显著，其字体以单字面积计不得大于通用名称所用字体的二分之一。

（7）该条总体体现淡化商品名和注册商标，凸显药品通用名的政策思想。

2. 药品的内标签（《药品说明书和标签管理规定》第十七条）

药品内标签指直接接触药品的包装的标签，外标签指内标签以外的其他包装的标签，如图8-9所示。

（1）除采用塑料球包装的中药蜜丸品种外，药品内标签不可使用缩写的通用名称。如地塞米松磷酸钠注射液不得缩写为"地塞米松磷酸钠"。

（2）企业名称不可在药品标签上突出标出。

（3）安瓿上无法印制"产品批号"字样的，可以省略，但必须印制批号内容。

（4）中药蜜丸、糊丸等使用塑料球包装或采用异形瓶（如异形塑料瓶、瓷瓶等）包装的中药品种内标签印制确实存在较大技术难度，药品生产企业可仅标注药品通用名称，如图8-10所示。

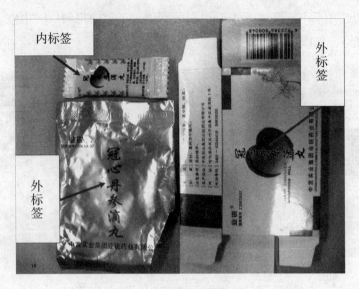

图 8 - 9　药品包装内外标签

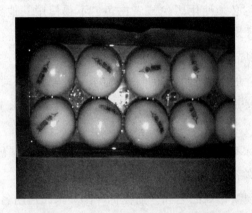

图 8 - 10　中药蜜丸塑料球包装

（5）药品内标签至少标注药品通用名称、规格、产品批号、有效期等四项内容，并应当标注其实际内容，不可标注为"见外标签"，如图 8 - 11 所示。

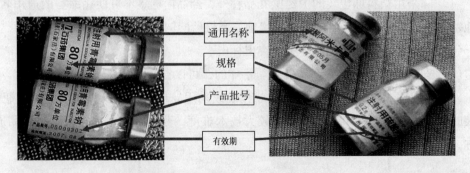

图 8 - 11　药品内标签四项内容

3. 药品外标签（《药品说明书和标签管理规定》第十八条）

（1）防潮用的透明聚乙烯膜或者不透明的复合膜袋，可以不印制任何内容，若印制内容应当符合药品外标签的要求，如图 8－12 所示。

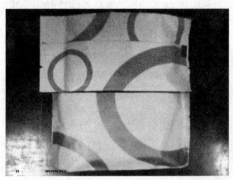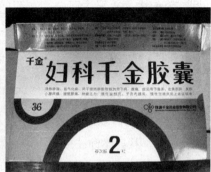

图 8－12　复合膜袋

（2）化学药品复方制剂说明书和标签可以不标注【规格】项或标注为"复方"，也可以按照药品注册证明文件中【规格】项内容标注。

（3）药品外标签必须标注【成分】项，中药需列出所有药味、有效部位或有效成分，其他药品列出主要成分的名称。由于包装尺寸限制不能完全注明的，可以标注为"详见说明书"。

（4）玻璃输液瓶标签，既是内标签又是外标签的，应按照外标签标注，如图 8－13 所示。

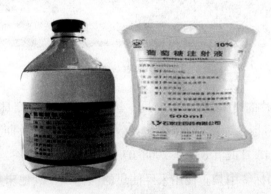

图 8－13　输液瓶袋标签

（5）国食药监注〔2007〕49 号文件规定：适应证或者功能主治项可标注为"详见说明书"。用法用量、不良反应等项目也可按照上述原则执行。

（6）注射剂和非处方药标签上的【成分】项尽可能列出全部辅料，由于尺寸限制不能注明的，可以标注为"详见说明书"。

（7）药品适应证或者功能主治、用法用量、不良反应、禁忌、注意事项不能全部注明的，应当标出主要内容并注明"详见说明书"字样，不得仅注明"详见说明书"。

注明的"主要内容"当与说明书中的描述用语一致，不得修改和扩大范围。

4. 原料药的标签应当注明药品名称、贮藏、生产日期、产品批号、有效期、执行标准、批准文号、生产企业，同时还需注明包装数量以及运输注意事项等必要内容。

5. 同一药品生产企业生产的同一药品，药品规格和包装规格均相同的，其标签的内容、格式及颜色必须一致；药品规格或者包装规格不同的，其标签应当明显区别或者规格项明显标注。

同一药品生产企业生产的同一药品，分别按处方药与非处方药管理的，两者的包装颜色应当明显区别。

6. 药品标签中的有效期应当按照年、月、日的顺序标注，年份用 4 位数字表示，月、日用两位数表示。其具体标注格式为"有效期至××××年××月"或者"有效期至×××年××月××日"；也可以用数字和其他符号表示为"有效期至××××.××."或者"有效期至××××/××/××"等，有效期标注方法如图 8-14 所示。

预防用生物制品有效期的标注按照国家食品药品监督管理总局批准的注册标准执行，治疗用生物制品有效期的标注自分装日期计算，其他药品有效期的标注自生产日期计算。

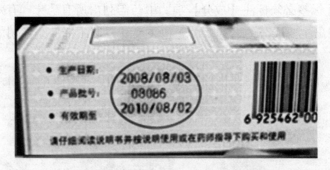

图 8-14　正确的有效期标注方法

如某厂阿司匹林片的有效期为 24 个月，其包装标签的生产日期项标注为 2006 年 07 月 16 日，产品批号标注为：20060604，有效期标注为：有效期至 2008 年 06 月或有效期至 2008 年 07 月 15 日或有效期至 2008/07/15 等。

7. 药品说明书和标签中禁止使用未经注册的商标以及其他未经国家食品药品监督管理总局批准的药品名称。

（二）说明书的内容及书写规范

1. "核准和修改日期"和忠告语、警示语

（1）药品说明书核准日期和修改日期应当在说明书中醒目标示，如图 8-15 所示。

【修订日期】已经核准后的说明书如有相关内容的修改应对"说明书修订日期"进行修改，如对某品种的说明书进行修订或者对说明书的用法、适应证等实质内容进行修改等。如包装规格、有效期等变更可以不对说明书修订日期进行修改。

【执行标准】列出执行标准的名称、版本或药品标准编号，如《中国药典》2010年版二部、国家药品标准 WS－10001（HD－0001）－2002 等。

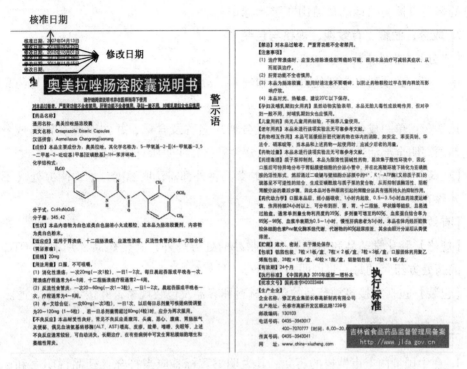

图 8－15 新增项目的药品说明书

（2）特殊管理的药品、外用药品的包装、标签及说明书上均应当有规定的标识和警示说明，处方药和非处方药的标签和说明书上有相应的警示语或忠告语；警示语以醒目的黑体字注明。无该方面内容的，不列该项，如图 8－16 所示。

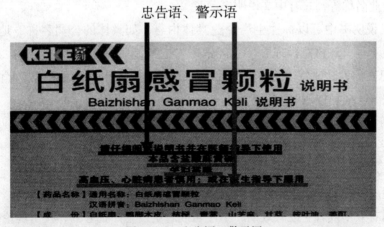

图 8－16 忠告语、警示语

药品生产企业在药品说明书和标签上增加警示语，涉及药品安全信息的由省级食品药品监督管理局审批；根据国家食品药品监督管理总局要求增加警示语的，报送省级食品药品监督管理局备案。

非处方药的包装有国家规定的专有标识；蛋白同化制剂和肽类激素及含兴奋剂类成分的药品应标明"运动员慎用"警示标识。

2. 成分、贮藏、有效期、规格与包装

【成分】（非处方药）

中成药：必须列出全部处方组成和辅料，处方所含成分及药味排序应与药品标准一致。

化学药：单一成分的制剂须写明成分通用名称及含量，并注明所有辅料成分。复方制剂须写明全部活性成分组成及各成分含量，并注明所有辅料成分。

【贮藏】按药品标准书写，除常温贮藏品种外都需注明温度，如：阴凉处（不超过20℃）保存。

【有效期】以月为单位。

【规格】除化学药品和治疗用生物制品的处方药外，其余药品（所有的 OTC 药品及中成药处方药）的每一张说明书只能写一种规格。

【包装】包括直接接触药品的包装材料和容器及包装规格，并按该顺序表述。

二、其他规定

1. 在中国境内上市销售的药品，其说明书和标签应当符合《药品说明书和标签管理规定》的要求。

"境内上市销售的药品"包括国产药品、进口分包装药品及进口药品。

2. 在中国境内生产并销售的药品，其包装、标签及说明书必须使用简体中文字；进口药品的包装、标签应以中文注明药品的名称、主要成分以及进口药品注册证号，药品生产企业名称等，并有中文说明书。

3. 药品说明书中可以标注生产企业具体内容，如具体的公司名称、地址、电话、邮编等，但不得出现"总代理"、"总经销"、"总监制"等字样。

4. 注册商标为其他公司授权使用，不可在说明书和标签中标注"××由××公司持有，授权××公司使用"

5. 注册批件、批件附件与质量标准中注明的规格或者名称应该一致。

6. 标签说明书不符合规定的处罚依据为《药品管理法》第四十八条、第四十九条、第八十六条。

所标适应证或者功能主治超出规定范围的，按假药论处。

未标明有效期或者更改有效期，不注明或者更改生产批号的，按劣药论处。

药品标识不符合《药品管理法》第五十四条规定的，除依法应当按照假药、劣药论处外，责令改正，给予警告；情节严重的，撤销该药品的批准证明文件。

1. 如果你作为药品批发企业的验收员，你如何对药品进行验收？

2. 你如何理解药品最小销售单元？抽样原则如何规定最小销售单元验收的数目？

3. 通过前几章的学习，请你论述如何发现药品包装标签、说明书的问题？通过哪些途径解决这些问题？

4. 对进口药品核对的资料有哪些？

5. "验收进口药品，其包装的标签应以中文注明药品的名称、主要成分以及注册证号，并有中文说明书"。请你在互联网上或国家食品药品监督管理总局网站上搜索出某进口药品，进而查询出其包装标签，并用红圈对名称、主要成分以及注册证号进行标示。

6. 获取某一药品包装标签及说明书，对其中的重要内容进行网络查询，如批准文号、批号、有效期、说明书折叠方法、防伪标识等，以证明该药品真伪假劣。

7. 请你获取某国产药品检验报告书，对该药品检验报告书进行鉴别。

8. 请你获取某进口药品检验报告书，并对该进口药品检验报告书进行鉴别。

9. 获取某药品最小销售单元，并对其包装、标签、说明书进行验收检验。

10. 请你从网络上搜索药品常用的警示语和忠告语有哪些，并下载。

11. 请你对中药和化学药品的说明书进行对比，指出有哪些区别。

第九单元

药品在库养护

第一节　药品在库养护的任务

药品在库养护是指在药品储存过程中，对药品质量进行科学保养与维护的技术工作，是研究储存药品质量变化规律与科学养护方法的一门科学。它是仓库药品保管的一项经常性工作，是保证药品在储存期间质量完好、减少损耗、提高经济效益的重要手段。

药品在库养护的直接目的就是贯彻"以防为主"的原则，保证储存药品的使用价值，仓库保管人员必须从药品的自然属性分析入手，掌握药品质量变化的规律，防止药品质量向不利方面转化，从而保证储存中的药品质量完好，延长使用寿命。

药品在库养护的具体任务如下。

1. 严格验收药品质量及采取防治措施

入库药品必须经过严格验收，严格按照《药品管理法》、《药品经营质量管理规范》以及特殊管理药品的管理办法进行验收，确保入库药品质量。

2. 安排好储存场所及改善保管条件

仓库应实行分区分类保管药品，为入库药品安排适宜的保管场所。

3. 妥善进行药品堆码与苫垫

对于各种药品，应根据它们的性能、包装条件，结合季节、气候情况妥善堆码，确保安全、方便和节约。为了保证药品不受侵蚀，需对货垛进行上苫下垫。

4. 控制和调节库内温度和湿度

温度和湿度是影响药品质量变化的最主要外界因素，《药品经营质量管理规范》中对仓库的温湿度管理做了明确规定，对库内的温度和湿度进行调节和控制是最基本的药品养护措施。

5. 保持库内外清洁卫生

库内外的垃圾、尘土、污水等都是霉菌、虫害隐藏和繁殖的场所，是导致药品霉变、虫蛀、鼠咬的隐患，因此应经常保持库内外清洁和环境卫生。

6. 执行药品在库养护检查

库存药品的质量检查是监管药品质量、防止损失的有效措施，应根据不同情况，对药品进行临时检查和定期检查以及重点养护品种的检查。

7. 坚持药品"四先出"与催调制度

坚持药品先产先出、先进先出、易变先出、近期先出和按批号发货的原则，使库存不断更新。同时，仓储部门还应配合购销业务部门加速药品流通，对于库存的异状、久储、积压药品要建立必要的催销催调制度。

第二节　仓库的分区与货位编号

仓库分区就是按药品类别、贮存数量，结合仓库的自然特点和设备条件，将仓库面积划分为若干货区，并规定某一货区存放某些药品。货位编号是在分区分类的基础上，对每个货区中存放药品的货位按顺序进行统一编号，做出标记，以便识别。

药品分区和货位编号的作用是可使保管人员熟悉药品存放情况，便于管理；能提高仓库收发货作业效率，缩短收发货作业时间；便于盘点库存，促进账货相符；更便于现代化的物流作业。

一、药品仓库功能区的划分

药品仓库必须建立在遵守《药品经营质量管理规范》规则之上，结合现代物流的特点，进行仓库的分区，实现药品分类分区储存。一般来说药品仓库大致分为药品储存作业区、辅助作业区、办公生活区，各区之间应分开一定距离或有隔离措施，装卸作业场所应有顶棚，各功能区及其具体功能如表9-1所示。

表9-1　药品仓库功能区

序号	功能区名称	具体功能
1	进货区	卸货、验收计量、入库、进货暂存
2	仓储区	仓储、保管
3	流通加工区	流通加工，包括零部件组装、产品分割、打印条码、销售包装等
4	理货区	拣选、补货、运输包装、分拣、组配货等
5	出货区	发货暂存、出库检验、装货等
6	逆向物流作业区	对退货、瑕疵品及废品等进行处理及存储
7	办公管理区	综合办公、管理、后勤保卫等
8	辅助作业区	提供能源动力、消防设施和设备停放、车库、停车场等
9	业务服务区	展销、业务洽谈、车辆检修、娱乐休息、餐饮住宿、提供金融、工商、海关、税务等配套服务

单位体积大、质量大的物品存放在货架底层，靠近出库区和通道。周转率高的物品存放在进出库装卸搬运最便捷的位置。同一供应商或者同一客户的物品集中存放，以便于进行分拣配货作业。当仓库作业过程中出现某种物品物流量大、搬运距离远的

情况时，则说明仓库的货位布局有错误。

二、药品仓库货区布置

药品仓库货区布置包括平面布置、空间布置、仓库非保管场所的布置以及库内办公地点布置。

（一）平面布置

平面布置是指对货区内的货垛、通道、垛间（架间）距、收发货区等进行合理的规划，并正确处理它们的相对位置。

库存各类物品按照在仓库中的作业成本高低分为 A、B、C 类，A 类物品作业量应占据作业最有利的货位，B 类次之，C 类再次之。

平面布置的形式有垂直式布置和倾斜式布置两种。

1. 垂直式布置

货垛或货架的排列与仓库的侧墙互相垂直或平行，具体包括横列式布局、纵列式布局和纵横式布局，如图 9-1 所示。

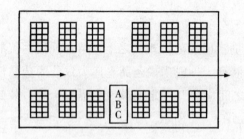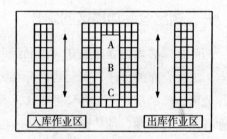

图 9-1　横列式布局及纵列式布局

（1）横列式布局是指货垛或货架的长度方向与仓库的侧墙互相垂直。

其主要优点有：主通道长且宽，副通道短，整齐美观，便于存取盘点，如果用于库房布局，还有利于通风和采光。

（2）纵列式布局是指货垛或货架的长度方向与仓库侧墙平行。

其主要优点有：可以根据库存物品在库时间的不同和进出频繁程度安排货位；在库时间短、进出频繁的物品放置在主通道两侧；在库时间长、进出不频繁的物品放置在里侧。

（3）纵横式布局是指在同一保管场所内，横列式布局和纵列式布局兼而有之，可以综合利用两种布局的优点。

2. 倾斜式布置

倾斜式布置是指货垛或货架与仓库侧墙或主通道成 60°、45°或 30°夹角，包括货垛（架）倾斜式布局和通道倾斜式布局，如图 9-2 所示。

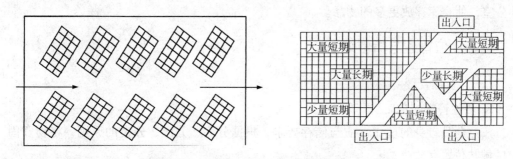

图 9 - 2　货架倾斜式布局及通道倾斜式布局

（1）货架倾斜式布局是横列式布局的变形，它是为了便于叉车作业、缩小的回转角度、提高作业效率而采用的布局方式。

（2）通道倾斜式布局是指仓库的通道斜穿保管区，把仓库划分为具有不同作业特点的区域，如大量储存和少量储存的保管区等，以便进行综合利用。在这种布局形式下，仓库内形式复杂，货位和进出库路径较多。

（二）仓库空间布置

仓库空间布置也称为仓库内部竖向布局，是指库存物品在仓库立体空间上的布局，其目的在于充分有效地利用仓库空间。

其形式主要有：就地堆码、上货架存放、架上平台、空中悬挂等。

（三）仓库非保管场所的布置

仓库非保管场所包括库房内的通道、墙间距、收发货区以及库内办公地点等。

1. 库房内的通道

包括运输通道（主通道）、作业通道（副通道）和检查通道。

运输通道供装卸设备在库内走行，作业通道是供人员存取搬运物品的走行通道。检查通道是供仓库管理人员检查库存物品的数量及质量而走行的通道。

2. 墙间距

货垛和货架与库墙等保持一定的距离，避免物品受潮，方便作业和检查。

3. 收发货区

是指供收货、发货时临时存放物品的作业场地，可分为收货区和发货区，也可以规定收货、发货共用一个区域。位置应靠近库门和运输通道，可设在库房的两端或适中的位置，并要考虑到收货、发货互不干扰。

对靠近专用线的仓库，收货区应设在专用线的一侧，发货区应设在靠近公路的一侧。如果专用线进入库房，收货区应在专用线的两侧，在库内也可设在库外。最好设在库外另建办公室，使仓库存放更多的物品。

（四）库内办公地点

仓库管理人员需要一定的办公地点，可设在库内也可设在库外。最好在库外另建办公室，使仓库存放更多的物品。

三、货位管理与货位编号

（一）货位管理

1. 货位管理的定义

按照药品自身的理化性质与储存要求，根据分库、分区、分类的原则，将物资固定区域与位置存放。

2. 货位存放方式

主要分为固定型和流动型两种。

固定型是一种利用信息系统事先将货架进行分类、编号，并贴付货架代码，各货架内装置的商品事先加以确定的货位存货方式。这种方式多见。

流动型是指所有的商品按顺序摆放在空的货架中，不事先确定各类商品专用的货架。流动型管理方式由于各货架内装载的商品是不断变化的，在商品变更登录时出错的可能性较高。

（二）货位编号

将仓库划分为若干货区，每个区又划分为若干排，每排划分若干货位号，并按顺序进行编号，使货位编号醒目和易于识别。每个货位设置货位卡，以利于存取货的操作

1. 货位编号的要求

货位编号好比商品在库的"住址"。根据不同库房条件、商品类别和批量整零的情况，搞好货位画线及编排序号，以符合"标志明显易找、编排循规有序"的要求。

（1）标志设置采取适当方法，选择适当位置。仓库标志，可在库门外挂牌；库房标志，可写在库门上；货位标志，可利用柱、墙、顶、梁刷置或悬挂标牌。

（2）标志制作　统一使用阿拉伯字码制作货位编号标志。在制作库房和走道、支道的标志时，可在阿拉伯字码外，再辅以圆圈。

（3）编号顺序　仓库范围的房、棚、场以及库房内的走道、支道、段位的编号，基本上都以进门的方向左单右双或自左而右的规则进行。

（4）段位间隔　段位间隔的宽窄取决于储存商品批量的大小。

2. 货位编号的方法

最常用的就是地址法，利用保管区中的现成参考单位如建筑物第几栋、区段、排、行、层、格等，按相关顺序编号。如同地址的市、区、路、号一样。通常采用的编号方法为"三号定位法"、"四号定位法"。

（1）库区货位编码　"四号定位"是采用 4 个数字号码对应库房（货场）、货架（货区）、层次（排次）、货位（垛位）进行统一编号。

例如："5—3—2—11"即指 5 号库房（5 号货场）、3 号货架（3 号货区）、第 2 层

（第2排）、11号货位（11号垛位）。

为防止出现错觉，编号时可在第一位数字后加上拼音字母"K"、"C"或"P"来表示，分别代表库房、货场、货棚。如13K—15C—2P—26，即为13号库，15号货架，第2层，第26号。

（2）货架货位编号（图9-3）

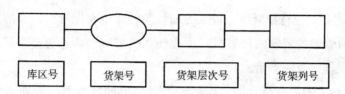

图9-3　货架货位的四号定位法

库区号：整个仓库的分区编号，如图9-4左图。

货架号：面向货架从左至右编号。

货架层次号：从下层向上层依次编号，如图9-4右图。

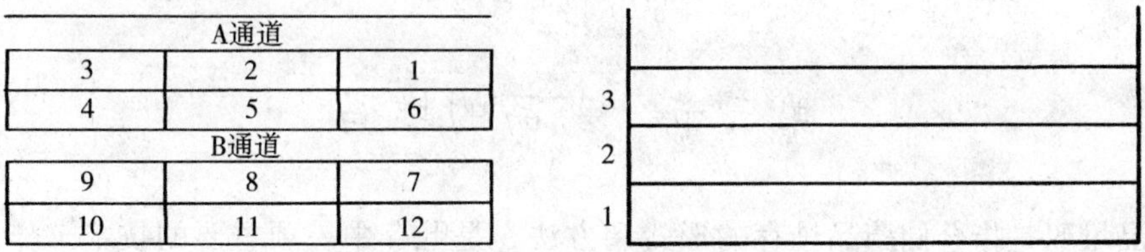

A通道		
3	2	1
4	5	6
B通道		
9	8	7
10	11	12

图9-4　库区号编号及货架层号编制

货架列号：面对货架从左侧起横向依次编号，如图9-5。

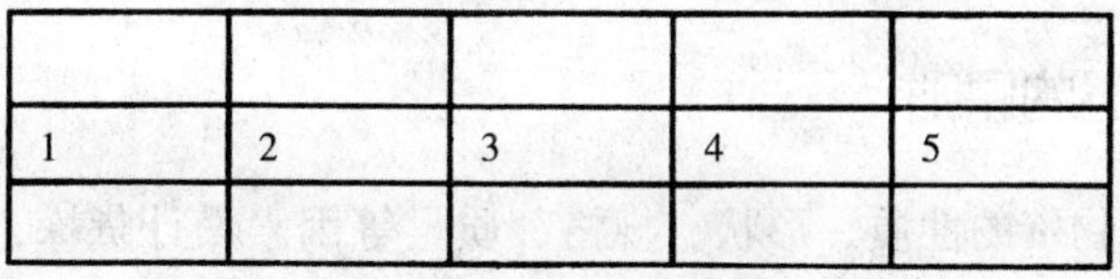

1	2	3	4	5

图9-5　货架列号编号

①以排为单位的货架货位编号。将库房内所有的货架，以进入库门的方向，自左至右安排编号，继而对每排货架的夹层或格眼，在排的范围内自上至下、自前至后的顺序编号。

②以品种为单位的货架货位编号。将库房内的货架，以商品的品种划分储存区域后，再以品种占用储存区域的大小，在分区编号的基础上进行格眼编号。

③以货物编号代替货架货位编号。适用于进出频繁的零星散装商品；在编号时要掌握货架格眼的大小、多少与存放商品的数量、体积大小相适应。如某类商品的编号从10101号至10109号，储存货格的一个格眼可放10个编号的商品，则在货架格眼的

木档上制作 10101 － 10 的编号，并依此类推。

3. 举例说明

（1）二号库存一号货架第三层第四列用"2—1—3—4"表示；

（2）A 库房二号货架第三层第一列用"AK—2—3—1"表示。

（三）货位编号的应用

1. 物资入库后，应将物资所在货位的编号及时登记在保管账、卡的"货位号"栏中，采用计算机管理的要输入计算机。货位输入的准确与否，直接决定出库货物的准确性，应认真操作，避免差错。

2. 当物资所在的货位变动时，账、卡的货位应同时调整，做到"见账知物"和"见物知账"。

3. 为提高货位利用率，一般同一货位可以存放不同规格的物资，但必须采用具有明显区别的标识，以免造成差错。

4. 走道、支道不宜经常变动。否则不仅会打乱原来的货位编号，而且要调整库房照明设备。

第三节　药品的堆码

药品堆码是指仓储药品堆存的形式和方法，是贮存中一项重要的技术工作。合理的药品堆码，有利于仓库人身、药品、设备、建筑物的安全，有利于收获的存取和在库养护的作业，有利于提高仓库利用率，对维护商品质量，充分利用库房容积和提高装卸作业效率，以及对采用机械作业和保证商品安全等具有重大影响。

一、药品堆码的原则

合理：即根据物资的性质、形状、规格、质量等因素设计货垛，使物资不受损伤。批次、货主不同的物资应分开堆码，留足墙距、柱距、顶距、灯距、垛距。

牢固：指物资堆放的货垛形状稳定牢固，不偏不斜，不压坏底层物资和地坪。

定量：确定货垛所存数量和每层数量，使堆码货垛或货垛的每层都定量记数，标记明显，便于清点和发货。

整齐：货垛应按一定的规格、尺寸叠放，排列整齐、规范。商品包装标志应一律朝外，便于查找。

节约：堆垛时应注意节省空间位置，适当、合理安排货位的使用，提高仓容利用率。

方便：货垛行数、层数，力求成整数，便于清点、收发作业。

仓库药品堆码尽量利用库位空间，多采取立体储存的方式。

二、药品堆码方法

商品堆码方法主要有散堆法、货架堆码法、垛堆法，如图9-6所示。

1. 散堆法

散装堆放货物的方法。适合于露天存放的，没有包装的大宗货物如煤炭、砂石、小块生铁等。药品批发企业不采用。

2. 货架堆码法

物资堆放在货架上的方法。适合于小件、品种规格复杂且数量较小，包装简易或脆弱，易损害不便堆垛的货物。随着现代物流业机械化作业的高速发展，货架和托盘的使用和标准化，药品批发企业中货架堆码法成为主流。

3. 垛堆法

把物资堆码成一定垛形的方法。他适用于有包装或裸装但尺寸较整齐划一的大件物资，如钢材的型钢、钢板等。

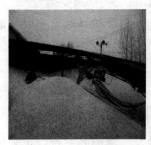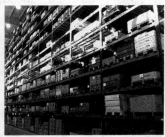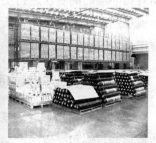

图9-6 散堆法、货架堆码法及堆法

三、药品堆码的六距

商品堆码要做到货堆之间，货垛与墙、柱之间等保持一定距离，主要作用是通风散潮散热，防止火灾，便于作业和检查养护商品，防止对墙壁的挤压等。要把商品保管好，"六距"很重要。六距是指顶距、灯距、墙距、柱距、堆距和地距（底距），如图9-7所示。

《药品经营质量管理规范》第二章第十节储存与养护第八十五条（六）规定：药品按批号堆码，不同批号的药品不得混垛，垛间距不小于5cm，与库房内墙、顶、温度调控设备及管道等设施间距不小于30cm，与地面间距不小于10cm；库房中主要通道的宽度至少200cm以上。

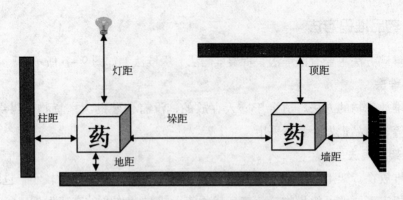

图 9-7 货垛的六距示意图

四、药品苫垫管理

在药品堆码之前和完成之后，要对货垛进行垫垛和苫垛，即药品苫垫。药品苫垫是指对药品堆码的货垛进行上苫与下垫，它是防止药品受侵蚀的一项重要措施。

现在药品批发企业因为大规模的使用高层货架或者全自动立体仓库，所以一般就是使用托盘下垫。

五、药品堆码注意事项

1.《药品经营质量管理规范》第二章第十节储存与养护第八十五条（五）

搬运和堆码药品应当严格按照外包装标示要求规范操作，堆码高度符合包装标示要求，避免损坏药品包装。

2.《药品经营质量管理规范》第二章第十节储存与养护第八十五条（七）

药品与非药品、外用药与其他药品分开存放，中药材和中药饮片分库存放。拆除外包装的零货药品应当集中存放

第四节 药品的在库养护

一、普通药品的保管

1. 普通药品都应按照药典"贮藏"项下规定的条件进行储存与保管。

2.《药品经营质量管理规范》第二章第十节储存于养护第八十五条（七）：储存药品的相对湿度为35%～75%。

第八十五条（四）：储存药品应当按照要求采取避光、遮光、通风、防潮、防虫、防鼠等措施。

二、性质不稳定药品的保管

（见第十三单元药品的稳定性）

1. 见光易变质药品

要置于避光容器（指棕色玻璃容器或黑色纸包裹的玻璃容器，或其他不透光的容器）内密闭贮存，在阴凉干燥的暗处存放，防止日光照射。

2. 受热易变质的药品

应于阴凉处或置于冷藏库、保温库中贮存。

3. 易风化药品

不宜储存于温度过高和过于干燥的地方，以免失去结晶水，影响剂量准确性。

4. 易吸潮引湿的药品和易霉变虫蛀的药品

在干燥的凉处保存，梅雨季节应注意采取防潮、防热措施。

5. 怕冻药品

在低温下易变质或冻裂容器，一般应在0℃以上仓库保存，防止冻结。

6. 易挥发、升华、串味的药品

放在阴凉处、冷暗处或冷处贮藏，与一般药品特别是吸附性药品要隔离存放。

7. 易氧化和易吸收二氧化碳的药品

应注意密封保存。

三、特殊管理药品的保管

特殊管理药品的保管不仅是温度、湿度的控制，应遵从《中国药典》、《药品经营质量管理规范》及其他相关法规，本书有专门的单元论述，此处不再赘述。

四、危险品的保管

（一）危险品的种类

在 GSP 认证中，涉及危险品管理的内容。危险品是指受光、热、空气、水分、撞击等外界因素的影响而引起自燃、助燃、燃烧、爆炸或具有腐蚀性、刺激性和剧烈毒性的药品。按照其理化性质和危害性可划分为以下 7 类。

1. 易爆炸品

即受到高热、摩擦、撞击或与其他物质接触，发生剧烈的化学反应而产生大量的气体和热量，同时，气体体积急剧膨胀而引起爆炸的化学药品，如硝酸甘油、戊四硝酯、2，4，6－三硝基苯酚（苦味酸）、硝化纤维和硝酸铵等。

2. 压缩气体和液化气体

在受热、撞击或容器受损的情况下，有引起爆炸、燃烧或中毒的危险，如环氧乙烷、液态氧、压缩氧气和二氧化碳等。

3. 易燃液体

在常温下以液体形态存在，极易挥发为蒸气，遇光能引起燃烧或爆炸，如汽油、麻醉乙醚、石油醚、甲醇、乙醇、丁醇、松节油和桉叶油等。

4. 易燃固体

开始燃烧时温度较低，容易引起燃烧，受热、冲撞、摩擦或与氧化剂等物质接触，能引起剧烈的燃烧或爆炸，释放出有毒的气体，如黄磷在空气中即能自燃，金属钾、钠遇水后起剧烈反应产生氢气而燃烧，碳粉、锌粉及浸油的纤维药品亦极易燃烧，其他易燃固体还有硫黄、樟脑和龙脑等。

5. 氧化剂和有机氧化物

具有较强的氧化性能，遇酸、碱、热、潮湿、冲击或与易燃有机物、还原剂接触后发生分解并引起燃烧或爆炸，如高锰酸钾和过氧乙酸等。

6. 毒害品

具有强烈的毒害作用，超剂量服食或接触皮肤即可引起中毒或死亡，如氰化物（钾、钠）、亚砷酸及其盐类、可溶性钡制剂、黄降汞、乙酸苯汞、磷化锌及28种中药毒性药品中的金属和矿物质，如砒霜、红升丹、白降丹等。

7. 腐蚀性药品

具有强烈的腐蚀性，接触人体或其他物质后即产生腐蚀作用，出现破坏损伤现象，如硫酸、硝酸、盐酸、甲酸、冰醋酸、苯酚、氢氧化钾、氢氧化钠、浓氨溶液和甲醛溶液等。

对上述危险品一定要分类妥善保管。

危险药品具有爆炸、燃烧、中毒、腐蚀等特点，处理不当，在储存、运输和使用过程中会酿成重大灾难，不仅使财产受损，而且能造成人畜中毒、伤亡或环境污染，因此在保管危险品时，首先必须熟悉各种危险药品的特性，严格执行国务院《化学危险物品管理条例》中的有关规定，采取适当措施，预防险情的发生。

（二）危险品的保管

原则：要熟悉各种危险性药品的特性，严格实施安全贮存管理制度。以防火、防爆、确保安全为关键。

1. 危险药品应储存于危险品仓库内，按其理化性质、危险程度以及与消防方法是否有抵触等因素，分区、分类和分堆保管，对互相接触能引起燃烧爆炸或产生毒害气体的危险品，不得同库储存。

2. 堆叠不能过密过高，底座稳固，一级危险品堆垛面积不得超过 $40m^2$，一般危险品不得超过 $80m^2$。

3. 库内应有通风降温设备，可以利用门窗进行自然通风，或在适当高度装有通风管。

4. 注意安全操作，搬运药品时应轻拿轻放、防止震动、撞击、摩擦、重压或倾倒。室内禁止用铁器开箱或敲打，不得穿钉鞋出入库，金属容器避免拖拉或撞击。收发货时另辟专室进行开箱、分装、打包等工作。

5. 严禁烟火，库房内不得安装火炉，库房门外应配置足够而适当的消防器材。

第五节　温湿度管理

一、《药品经营质量管理规范》中关于温湿度管理的规定

《药品经营质量管理规范》第二章第十节储存与养护第八十五条（一）、（二）规定如下。

按包装标示的温度要求储存药品，包装上没有标示具体温度的，按照《中华人民共和国药典》规定的贮藏要求进行储存；储存药品相对湿度为35%～75%；温度和湿度是影响药品变质的重要因素，建立仓库温湿度管理制度，严格控制仓库的温湿度，是防止药品霉坏变质的基本条件，是做好药品养护工作的关键。

1. 《中国药典》2010年版规定药品储存温度为常温、阴凉、冷藏或冷冻；"贮藏要求"中温度如表9－2所示。

表9－2　储存温度

分类	温度要求
阴凉处	不超过20℃
凉暗处	避光且不超过20℃
冷处	2～10℃
常温	10～30℃

2. 避光是指不得阳光直射；遮光是指密闭储存，不得见自然光。

3. 根据药典规定的药品储存的三种温度要求，药品批发企业的仓库有常温库、阴凉库和冷库三种类型，但是因为阴凉库的温度区间在常温库的温度区间范围内，所以药品批发企业一般只设置阴凉库以降低成本。

4. 总体而言所有药品必须严格按包装标示的温度和湿度要求储存药品，如某药品标签上的储存温度是2～8℃，就应储存在冷库中。如某一药品标识的储存条件为：20℃以下有效期3年，20～30℃有效期1年，应将该药品存放于阴凉库中。

二、仓库常用的温湿度计

现代物流仓库常用的测量温度和湿度的仪器是温湿度计，如图9－8所示。

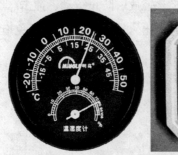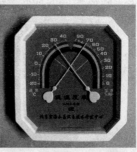

图 9 – 8　温湿度计

三、调节温湿度的措施

（一）库内空气温度的日变化规律

库温主要随气温变化而变化。库温变化的时间，总是落在气温变化 1～2 小时之后。

库温与气温相比，夜间库温高于库外，而白天温度却比库外低。

库温变化的幅度比气温变化的幅度小。库房内的最高温度低于库外的最高温度，库内的最低温度高于库外。

在春夏季节，气温直线上升时，库温通常低于库外气温；秋、冬季节，气温急剧下降时，库温常常高于气温。

（二）药品仓库温湿度监控系统

一些大中型药品批发企业，由于资金实力雄厚，利用现代化的物流感应设备通过空调系统或者温湿度调节控制器等来调节温湿度，方法更加科学简单，但对资金的要求较高。

下面简单介绍一下药品仓库温湿度监控系统。

1. 药品储运温湿度监测系统简介（图 9 – 9）

药品储运温湿度监测系统由管理主机、测点终端（温湿度探头输出的数字直接为可联网数字信号）、运行软件等组成，利用现代传感技术，在药品储存区域内设置若干个温湿度探测头，对空气进行温湿度监控，通过主服务器实时显示和监测各监测点的温湿度状况，并且将数据传输给管理主机，自动记录温湿度实际数值，实现药品储存、运输温湿度环境的 24 小时自动连续实时监测，并且自动对区域环境进行温湿度调控。

2. 药品储运温湿度监测系统的优势

（1）自动监测记录　通过监测主机与监测终端实现整个监测体系内的各监测点数据自动、不间断监测、上传、储存，达到 24 小时无人值守。当库内温度、湿度超过贮品规定范围时，能自动报警、自动开启仓窗、自动开动去湿机、自动记录、自动调节库内的温度、湿度。当库内温度、湿度回到适宜条件时，又能自动停止去湿机工作，自动关闭通风窗。

（2）数据安全自动传输 通过断点传输、交互式网络技术，实现所有监测终端的数据统一格式、有效连续、安全可靠传输，所有数据及时、有效。

（3）自动多模式报警 系统内任一监测点温湿度异常可通过现场监测终端声光报警、指定手机短信报警、客户管理软件报警等多种形式实时通知对应管理人员。

（4）与药监系统无缝衔接 通过基站管理机与温湿度监测终端的网络连接，实现对车载、移动冷藏箱等移动环境温湿度的监测。具备 GPS 与 GPRS 功能模块，实现监测环境的地理定位及数据无障碍远距离传输。

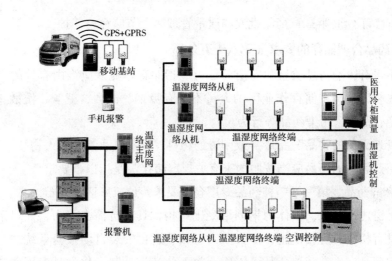

图 9-9 医药储运温湿度监测系统

第六节 药品养护制度

一、对国家药品养护法规的解读

药品仓库进行温湿度自动检测控制对现代药品批发企业来说基本无多大问题。至于在储存过程中出现的质量问题，通过不合格药品淘汰制度来执行，无须进行挑选整理再销售。现代药品批发企业的药品物流配送比例逐渐增大，药品周转非常快，但仍有部分药品长时间（3 个月以上）滞留在药品批发企业仓库中，所以药品批发企业或物流配送中心实际经营中大部分药品通过物流配送的方式快进快出，在仓库中进行短暂的停留就进入下一个环节——配送运输；未进入物流配送的部分药品在药品批发企业仓库进入下一个程序——药品养护。

最影响药品质量的外在因素是温湿度，新修订《药品经营质量管理规范》对药品仓库及其温湿度区间做出了相应规定，将仓库相对湿度区间调整为35%～75%，药品批发企业只要按照国家规定及各种药品的温湿度要求储存在常温库、阴凉库、普通冷库、冷冻库、特殊管理药品仓库、特殊管理药品的普通冷库等仓库中即可。值得一提的是很多药品批发企业并没有常温库，因为阴凉库的温度区间在常温库的温度区间内，所以企业一般将常温保存的药品放置在阴凉库中保存，这样更趋合理与节省成本。

因此药品养护方面，药品批发企业只要严格新修订《药品经营质量管理规范》对药品仓库的相关规定（如常温库、阴凉库、冷库的温湿度范围、色标管理、冷链管理、重点养护品种、特殊药品的管理）即可。

二、新修订《药品经营质量管理规范》中关于储存与养护的规定

详见新修订GSP第二章药品批发的质量管理第十节储存与养护。

（一）药品合理储存的要求（第八十五条）

1. "不得有影响药品质量和安全的行为"指储存作业区应当由有效的设施及措施防止无关人员进入，在储存作业区的人员不得有吸烟、饮酒、就餐、洗漱、嬉戏、打闹以及碰撞、踩踏、污染药品等行为。

2. "管理无关的物品"指废弃或闲置的物料、设备以及其他私人物品。

3. "特殊管理的药品应当按照国家有关规定储存"是指以下要求

（1）麻醉药品、第一类精神药品专用仓库要求　位于库区建筑群之内，不靠外墙，仓库采用无窗建筑形式，整体为钢筋混凝土结构，具有抗撞击能力，入口采用钢制保鲜库门，具有相应的防火设施；实行双人双锁管理；安装自动报警系统并与公安部门联网。麻醉药品、一类精神药品可同库存放。药品类易制毒化学品专库要求等同于麻醉药品、第一类精神药品专用仓库要求。

（2）二类精神药品　库房中设置独立的专库或专柜，专库或专柜要牢固，能够有效地防盗或防火，并有报警设施和设备，专人管理。

（3）蛋白同化制剂、肽类激素应专库或专柜存放，双人双锁管理。

（4）医疗用毒性药品单独存放。

（二）药品养护内容（新修订GSP第八十六条）

（1）对常温、阴凉储存的药品，其温度波动范围不得超过正负5℃。

（2）"养护计划"分级为重点养护和一般养护。

（3）养护工作分为两大部分：一是对药品储存条件的检测和调控，含温湿度、防护措施、仓储设施设备、仓储存环境；二是针对药品性状采取具体质量检查、维护工作，如药品包装、外观、性状、有效期等，如图9－10所示。

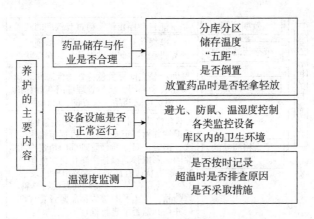

图 9 - 10　养护的主要内容

（4）计算机系统应依据质量管理基础数据和养护制度，对库存药品定期自动生成养护计划。一般按季度进行循环养护检查，每季度循环检查一次。

（5）养护制度中应明确重点养护对象，如：近效期、有效期较短、质量不稳定、近期出现过质量问题、储存时间较长、特殊管理的药品、药监部门重点监控的品种以及有温湿度、避光等特殊储存条件要求的品种等。

（6）对中药材和中药饮片应当按其特性采取有效方法进行养护并记录，所采取的养护方法不得对药品造成污染，即不得用硫黄熏蒸以及不能挂 DDT。

（三）库存药品有效期的控制（新修订 GSP 第八十七条）

（1）实施 GSP 的根本目的是保证药品使用、经营的安全、有效，防止近效期药品的不安全销售和使用，企业应建立"近效期停销制"。

（2）近效期预警的期限应当根据企业在供应链所处的位置、销售对象、药品正常使用完毕的合理期限来综合评估并确定。

（四）药品破损的安全处理（新修订 GSP 第八十八条）

药品因破损而导致液体、气体、粉末泄漏时，应当迅速采取安全处理措施，防止对储存环境和其他药品造成污染。

（五）质量问题的药品（新修订 GSP 第八十九条）

（1）"质量可疑的药品"指在管理过程中发现可能存在质量问题但尚未经质量管理部门确认的药品。

（2）"存在质量问题的药品"指不合格药品，包括假劣药及药品包装质量不合格（如包装、标签、说明书有破损、污染、模糊、脱落、渗液、封条损坏等）的药品，控制方法如图 9 - 11 所示。

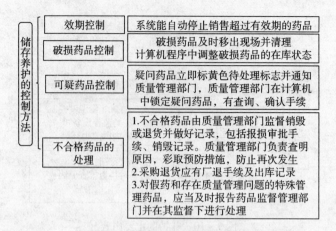

图 9 - 11　储存养护的控制方法

（六）库存药品的盘点（新修订 GSP 第九十条）

企业要根据库存药品盘点制度或规程，明确盘点的方法和周期。盘点发现差异时，应及时查找原因，采取纠正和预防措施。盘点差异的调查、确认和处理应有记录，盘点内容和方法如图 9 - 12 所示。

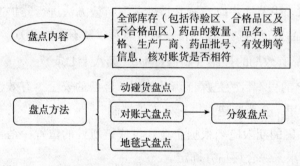

图 9 - 12　盘点内容和方法

三、库存商品检查时间的频度（周期）

1. 经常性检查

由保管人员在工作间隙对库存商品全面检查。

2. 突击性检查

即逢台风、暴雨、洪汛期等突发气候变化前后，及时检查库房有无渗漏等不安全因素。

3. 定期性检查

由仓库主管人员或养护专业人员重点检查库存商品质量，尤其每年 5 ~ 9 月是中药仓库防霉保质关键期，此时库内温度高、湿度大，霉菌、仓虫繁殖传播快，库存商品极易发生变异。

4. 重点商品检查

重点的每周一次，一般每半月一次，每月全面检查一次。

四、库存药品的养护

（一）养护员每天监测仓库温度、湿度

《广东省药品批发企业 GSP 认证现场检查项目表（试行）》4018 项目编号规定：药品养护人员应检查在库药品的储存条件，配合保管人员进行库房温度、湿度的监测和管理。每日应上、下午各一次定时对库房的温度、湿度进行记录。温湿度监测数据应至少保存 2 年。

如库房温湿度超出规定范围，应及时采取调控措施，并填写药品储存温湿度监测表，如表 9-3 所示。

表9-3　药品储存温湿度检测表示例

药品储存温湿度监测表　　　　　　　年　　　月

适宜温度：普通库（0~30℃）　　　阴凉库（20℃以下）　　　冷藏库（2~10℃）　　适宜相对湿度：35%~75%

日期	上　午						下　午						质控
	时间	温度	相对湿度	超标采取措施	采取措施后	记录人	时间	温度	相对湿度	超标采取措施	采取措施后	记录人	
					温度	相对湿度						温度	相对湿度	
备注	月平均温度：　　月最高温度：　　月最低温度：　　　月平均温度：　　　月最高温度：　　　月最低温度：												

（二）对库存药品实行定期和不定期检查制度

1. 对库存超过 3 个月的药品质量按"三三四"的原则每季循环检查一次。检查的重点是药品的包装质量、外观质量、批号、效期，按规定填写《库存药品质量养护记录》。

2. 养护员对由于异常原因可能出现问题的药品、易变质的药品、已出现质量问题药品的相邻批号的药品、储存时间较长的药品、近效期的药品、新进药品，应不定期进行重点检查。

3. 养护检查过程中，发现有质量问题的药品，应挂"暂停发货"黄牌标志并暂停发货，填写《药品质量复查通知单》（表9-4）转质量部进行复验，经质量部确认为不合格药品后移入不合格品区；填写"药品停售通知单"，告知业务部门停止调拨、出售。

表9-4 药品质量复查通知单

品名		规格		生产企业	
生产批号		数量		存放地点	
有效期					
质量问题					
				养护员：　　年　　月　　日	
复检结果					
				质管部门：　　年　　月　　日	

4. 药品批发企业一般约定药品距离规定的有效期6个月的时候就是近效期，应按月填报"近效期药品催销表"（表9-5），一式三份，报质量管理负责人，销售人员各一份，一份存档。要把近效期药品堆放在最明显处，并且挂近效期药品标示牌。

表9-5 近效期药品催销表

编号：

单位：　　　　　　　　　　　　　　　　　　　　　年　　　　月　　　　日

品名	规格	单位	数量	件数	储存/陈列地点	有效期至	生产企业	备注

仓库（药店）负责人：　　　　保管员（营业员）：　　　　　　　　××公司

5. 根据《药品经营质量管理规范》相关规定，药品养护员至少每半个月应检查一次药品外包装情况、数量等并记录。仓库的卫生情况应每天检查。一般每季度向业务部汇报，进行一次汇总、分析和上报在库药品养护质量情况；每年年底列出下一年度重点养护药品目录。

五、重点品种的养护

重点养护品种在《药品经营质量管理规范》以及各项药事法规中并未明确规定。以下介绍多数药品批发企业的实际做法。

1. 重点养护品种主要有主营品种、首营品种、近效期品种、质量性状不稳定的品种（易变品种）、有特殊储存要求的品种、储存时间较长的品种（如3个月不流动品种）、近期内发生过质量问题的品种、药监部门重点监控的品种等，如图 9 - 13 所示。

2. 确定的重点养护品种要报企业质量管理部审批后实施。对主营品种、质量不稳定的品种、有特殊储存要求的品种、易变质品种要在年初的时候确定，对近期内发生过质量问题的品种要及时确定；对首营品种要在到货的时候确定；储存时间较长的品种入库 3 个月后确定。

3. 重点药品养护品种应按规定建立"重点养护药品品种确定表"，每月循环检查一次。

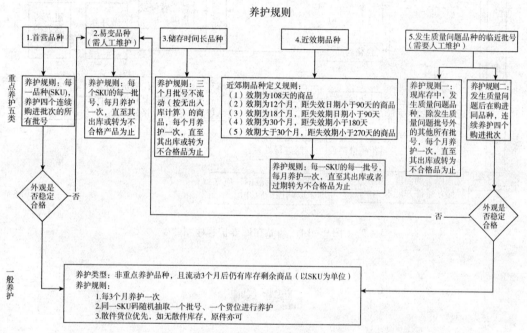

注：SKU=stock keeping unit，库存量单位，库存进出计量的单位，可以是以件、盒、托盘等为单位。SKU是对于大型连锁超市DC（配送中心）物流管理的一个必要的方法。现在已经被引申为产品统一编号的简称，每种产品均对应唯一的SKU号。

图 9 - 13　药品养护规则

六、药品在库养护程序

参见图9-14。

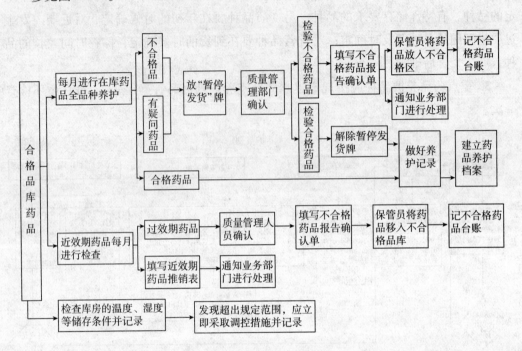

图9-14　药品在库养护程序图

1. 对存在质量问题的药品立即停售，并且采取哪些措施？

2. 药品破损采取的措施有哪些？

3. 企业应当根据药品的质量特性对药品进行合理储存，并要符合哪些要求？

4. 药品仓库功能区有哪些？

5. 药品仓库货区布置包括哪几个方面？请分别论述。

6. 你能否利用所学知识对学校班级、宿舍等进行编号以便于对学校各单间进行电脑化管理？

7. 《药品经营质量管理规范》规定药品堆码的六距如何规定？

8. 《药品经营质量管理规范》中仓库按照温湿度区间划分为几类？各仓库温湿度区间是多少？

9. 性质不稳定的药品如何进行保管？

10. 危险品的种类有哪些？如何保管？

11. 根据课本知识点，请总结出药品养护的措施有哪些，可以从温湿度的管理、检查频度、填报报表等方面进行总结。

12. 重点养护的品种有哪些？应如何进行管理？

13. 请你对学校大楼、课室、宿舍、座位进行编号，结合自己的学号，对每个人进行编号，以便于进行宿舍、课室的管理。

药品的运输

第一节　药品的运输

药品是防病治病保护人民健康的特殊商品，极具特殊性。药品质量直接关系到人的身体健康甚至生命存亡，因此必须确保药品的安全、有效、均一、稳定。

怎样才能确保药品的质量稳定呢？除了验收、合理储存与养护等环节外，就是药品运输环节了，尤其是冷藏、冷冻药品的运输。

药品运输是保证药品质量的重要环节，因此我们必须重视起来，严格按照新修订的《药品经营质量管理规范》（简称新修订 GSP）的要求对药品进行运输。

本单元着重介绍冷链物流。

一、药品发运和装卸的注意事项

1. 发运前必须复核，药品未经质量复核不得发运。

2. 发运药品应单、货同行。填制运输单据应项目齐全，严禁涂改；不同接收港和单位，分别填写；拼装必须分别填写，并在药品包装上明显区别。

3. 装车前核对标志、件数有无差错，运输标志是否正确。

4. 各种药品在运输途中须防止日晒雨淋。

5. 定期检查发运情况和待运情况。

6. 新修订 GSP 第二章第十三节运输与配送第一百零五条规定运输药品过程中，运载工具应当保持密闭。

7. 新修订 GSP 第一百零六条规定严格按外包装图示标志要求堆放、搬运、装卸药品。

8. 新修订 GSP 第一百零七条规定运输过程中，药品不得直接接触冰袋、冰排等蓄冷剂，防止对药品质量造成影响。

二、运输员职责

1. 树立"质量第一"观念，确保运输过程中药品质量。

2. 承担购进、销售药品的运输质量责任。

3. 按规定的程序履行交接手续，确保质量、数量的准确无误。

4. 必须使用厢式货车运输药品，并针对运送药品的包装条件及道路、天气状况采取相应措施，防止对药品质量造成影响。对有温度要求的药品的运输，要有冷藏或保温的措施。

5. 搬运、装卸药品应轻拿轻放，严格按照外包装图示标志要求堆放和采取保护措施。如发现药品包装破损、污染或影响运输安全时，不得发运。

6. 特殊管理的药品和危险品的运输应严格按有关规定办理。

7. 对运送的药品安全负责，因人为原因造成的质量事故按有关规定处理。

三、新修订 GSP 对运输的要求

新修订 GSP 中尤其加强了对冷链设备物流运输的管理。

1. 运输药品应当使用封闭式货物运输工具

（1）对冷藏、冷冻药品设施设备的规定 有与其经营规模和品种相适应的冷库，经营疫苗的应当配备两个以上的独立冷库。有用于冷库温度自动检测、显示、记录、调控、报警的设备。有冷库制冷设备的备用发电机组或者双回路供电系统。对有特殊低温要求的药品，应当配备符合其储存要求的设施设备。有冷藏车及车载冷藏箱或者保温箱等设备。

（2）对冷链运输工具的规定 运输冷藏、冷冻药品的冷藏车及车载冷藏箱、保温箱应当符合药品运输过程中对温度控制的要求。冷藏车具有自动调控温度、显示温度、存储和读取温度检测数据的功能。冷藏箱及保温箱具有外部显示和采集箱体内温度数据的功能。

（3）对收货运输管理的规定 药品到货时，收货人员应当核实运输方式是否符合要求，并对照随货同行单（票）和采购记录核对药品，做到票、账、货相符。

（4）对冷链药品收货的规定 冷藏、冷冻药品到货时，应当对其运输方式及运输过程的温度记录、运输时间等质量控制状况进行重点检查并记录。不符合温度要求的应当拒收。

（5）对冷链药品装车的规定 应当由专人负责并符合以下要求：车载冷藏箱或者保温箱在使用前应当达到相应的温服要求。

（6）运输工具密闭 指车厢体应当整体封闭、结构牢固、货箱门严密可锁闭，可有效防尘、防雨、防遗失。

"包装、质量特性"是指药品的包装、性状、储存温度等特性。

"相应措施"包括温度控制、装车方式、货物固定、防雨、防潮、防颠簸等措施。

2. 电子监管药品

对实施电子监管的药品，应当在出库时进行扫码和数据上传，"见码必扫，扫后即传"。

3. 冷链药品运输

（1）企业应当根据药品的温度控制要求，在运输过程中采取必要的保温或者冷藏、冷冻措施。运输过程中，药品不得直接接触冰袋、冰排等蓄冷剂，防止对药品质量造成影响。

（2）在冷藏、冷冻药品运输途中，应当实时监测并记录冷藏车、冷藏箱或者保温箱内的温度数据。

（3）企业应当制定冷藏、冷冻药品运输应急预案，对运输途中可能发生的设备故障、异常天气影响、交通拥堵等突发事件，能够采取相应的应对措施。

4. 委托运输

（1）企业委托其他单位运输药品的，应当对承运方运输药品的质量保障能力进行审计，索取运输车辆的相关资料，符合本规范运输设施设备条件和要求的方可委托。

（2）企业委托运输药品应当与承运方签订运输协议，明确药品质量责任、遵守运输操作规程和在途时限等内容

（3）企业委托运输药品应当有记录，实现运输过程的质量追溯。记录至少包括发货时间、发货地址、收获单位、收获地址、货单号、药品件数、运输方式、委托经办人、承运单位、采用车辆运输的还应当载明车牌号，并留存驾驶人员的驾驶证复印件。记录应当至少保存 5 年。

（4）委托前审核承运方的运输设备、质量保障能力、人员资质等。运输协议落实质量责任，规定合理的运输时间，并有委托运输记录。

（5）避免出现不合理的停留，保证在合理的运输时限内安全到达。

5. 运输安全管理

（1）已装车的药品应当及时发运并尽快送达。委托运输的，企业应当要求并监督承运方严格履行委托运输协议，防止因在途时间过长影响药品质量。

（2）企业应当采取运输安全管理措施，防止在运输过程中发生药品盗抢、遗失、调换等事故。

（3）"运输安全管理措施"包括保持车厢结构严密、运输过程中关门上锁，并加强对运输人员的制度要求。

（4）"保证药品质量"是指密闭车厢、温度监控等。

（5）"保证药品安全"是指防止在途的药品发生盗抢、遗失、调换等事故。

四、汽车运输流程

1. 汽车调度接票后派车。

2. 保管出库、复核。

3. 司机清点药品，无误装车，清点有误的找复核员交涉。

4. 送达客户，并由客户在出库清单或运输存查单签字或盖章。

5. 若客户拒收或退货，票据、药品带回交验收组，路签、清单带回交调度。

6. 送达药品运输存查，清单交调度存查，如图 10 - 1 所示。

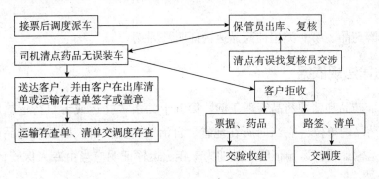

图 10 - 1　汽车运输流程图

五、我国药品运输的现状

1. 我国药品批发企业主要是以仓储为中心完成药品的拆零、分拣、再包装、贴标功能，只有少数龙头批发企业会在中心城市完成接近 30% 的部分重点客户的配送工作；其余部分的干线运输、城市配送则委托社会物流企业完成。

2. 社会物流企业是当前完成药品运输工作的主体。运输环节的承担主体主要是传统药品流通行业体制外的社会运输企业，其类型包括航空运输公司、铁路运输公司或承包商、公路道路运输公司等。

3. 药品的末端运输和使用环节是最薄弱的地方。

4. 我国药品冷链断链主要是断在药品的"运输"环节上；疫苗等各类冷藏药品的运输环节是影响药品质量的重要环节，并已成为这类药品质量监管最薄弱的环节。

5. 涉药运输企业已经成为我国新的涉药物流企业，药品物流和药品的冷链物流都已经不能回避新出现并形成规模的涉药主体。

6. 当前药品运输环节的质量管理和安全管理，已经成为行业公认的"空白"环节。药品质量和安全不仅仅是生产出来的，也是在全产业链过程中有效管理出来的。

六、药品社会化运输存在的主要问题

1. 承担药品道路运输企业自身的药学专业性差，并缺乏基本的专业常识。

2. 企业设施设备条件不达标，无法保证药品流通过程中防止假冒伪劣药品流入的风险，无法做到冷藏药品的全程温湿度控制和达到信息追溯要求。

3. 企业规模小、实力弱，不具备抵抗意外风险能力，一旦出现问题企业选择人间蒸发或逃逸的可能性大。

4. 社会物流行业松散的加盟制造成实际应标企业不能一站式提供药品运输的全程服务，上游企业对末端的实际控制能力不足，造成药品冷链断链或在末端产生其他问题。

第二节 特殊管理药品的运输

以《麻醉药品、第一类精神药品运输证明》为例。

一、法律法规依据

1. 《麻醉药品和精神药品管理条例》第五十二条"托运或者自行运输麻醉药品和第一类精神药品的单位，应当向所在地省、自治区、直辖市人民政府药品监督管理部门申请领取运输证明。运输证明有效期为1年。运输证明应当由专人保管，不得涂改、转让、转借。"

2. 《麻醉药品和精神药品运输管理办法》。

二、审批范围和条件

1. 持有《药品生产许可证》、《药品经营许可证》的麻醉药品、第一类精神药品生产、经营企业申请核发麻醉药品第一类精神药品运输证明。

2. 符合《麻醉药品和精神药品管理条例》等相关规定的要求，具有保证麻醉药品、第一类精神药品安全送到目的地的封闭设施。

三、申请材料

1. 单位申请报告。

2. 运输证明申请表。

3. 生产（经营）许可证、GMP（GSP）证书、营业执照正、副本复印件。

4. 申请运输药品的情况说明。

5. 企业申报材料时，经办人不是法定代表人或企业负责人本人的，应当提交《法定代表人授权委托书》，经办人身份证复印件（核原件）。

法定代表人授权委托书式样见表10-1。

表10-1 法定代表人授权委托书

委 托 人	姓　名		职　务	
	工作单位			
	联系电话			
被 委 托 人	姓　名		职　务	
	工作单位			
	联系电话		传　真	
	手　机			

兹委托＿＿＿＿＿在＿＿＿＿＿食品药品监督管理局办理＿＿＿＿＿＿＿＿＿＿＿＿＿＿＿＿＿＿事宜。

授权范围：□ 1. 接受行政机关依法告知的权利。

　　　　　□ 2. 代为提交申请材料、更正、补正、补充材料的权利。

　　　　　□ 3. 代理申请人行政许可审查中的陈述和申辩的权利。

　　　　　□ 4. 签收＿＿＿＿＿＿＿＿＿＿＿＿＿＿＿＿批件的权利。

　　　　　□ 5. 其他权利＿＿＿＿＿＿＿＿＿＿＿＿＿＿＿＿＿。

委托期限自＿＿＿年＿＿＿月＿＿＿日至＿＿＿年＿＿＿月＿＿＿日。

　（委托人单位公章）　　　　　　　　　　　　　　被委托人：

　　年　　月　　日　　　　　　　　　　　　　年　　月　　日

四、《麻醉药品和精神药品管理条例》中关于运输的规定

1. 托运人办理麻醉药品和第一类精神药品运输手续，应当将运输证明副本交付承运人。承运人应当查验、收存运输证明副本，并检查货物包装。没有运输证明或者货物包装不符合规定的，承运人不得承运。

承运人在运输过程中应当携带运输证明副本，以备查验。

麻醉药品、第一类精神药品运输证明副本如下所示。

麻醉药品、第一类精神药品运输证明（副本）

编号：

根据国务院公布实施的《麻醉药品和精神药品管理条例》，允许持证单位运输本证明所列的麻醉药品和第一类精神药品。

发货单位名称：

发货单位联系电话：

发证机关联系电话：

运输证明有效期限：自　年　月　日起至　年　月　日止。

准予运输麻醉药品、第一类精神药品名称：

发证机关盖章

年　月　日

2. 使用封闭车辆，专人押运，途中不停车，并采取安全保障措施，防止麻醉药品和精神药品在运输途中被盗、抢或丢失。

3. 运输易制毒化学品，应按相关规定申请运输许可证或进行备案。

五、"麻精"运输员职责

（1）熟悉麻醉药品、第一类精神药品安全管理相关的法律法规并严格遵守相关的各项规章制度。

（2）定期参加麻醉药品、第一类精神药品的知识培训，熟练掌握麻醉药品和第一类精神药品的专业知识和技能。

（3）提货或交货时应凭发票认真逐项核对，检查数量到最小包装，双人收发并做详细记录，在销售单回执联上单位盖章签字，并立即带回交开票员。

（4）公路运输必须使用加锁封闭货车，实行双人押运，妥善保管好钥匙，途中不得随意停留，不准车辆离人，当日内运输到目的地，中途不停车过夜。

（5）途中发生问题，立即报告当地公安机关和药品监督管理部门。

第三节　包装标志

一、专有标志

根据我国药品管理的相关法规规定，在药品标签上必须印有药品的专用标识，包括：特殊管理药品（麻醉药品、精神药品、医疗用毒性药品、放射性药品），外用药品和非处方药品。

1. 特殊管理药品专用标识（图10－2）

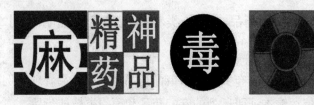

图10－2　特殊管理药品专用标识

2. 外用药品专用标识（图10－3）

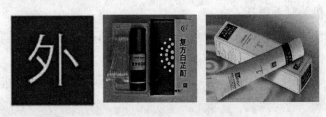

图10－3　外用药品标识

3. 非处方药品标识（图10－4）

乙类非处方药专有标识色标 C100M50Y70 ■ (绿色)　　甲类非处方药专有标识色标 M100Y100 ■ (红色)

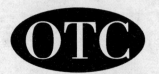
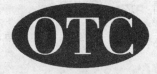

图10－4　甲类、乙类非处方药专有标识

4. 实物举例（图 10-5）

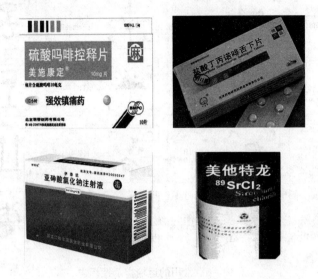

图 10-5 特殊管理药品标志

二、唛头

英文 shipping mark 就是运输标志，最早出现在广东的出口贸易中，由英国人首先使用，广东人将运输标志 mark 俗称为唛头，被广泛使用。

唛头是为了便于识别货物而设置。通常是由一个简单的几何图形和一些字母、数字及简单的文字组成，其作用在于使货物在装卸、运输、保管过程中容易被有关人员识别，以防错发、错运、错收和混淆。

唛头主要内容包括收货人或买方名称缩写或标志，参照号码，目的港（地）名称，件数、批号，制造国别、产地等，甚至还可以把收货人的地址、电话等内容也注明。这些内容刷在正面和对应的一面的称作正唛，正唛指在箱子码放时正面对着外面、让人看到的一面，一般是长方形箱子的两头。

此外，运输标志还可以包括：合同号、许可证号、款号、订单号、毛重、净重、体积、装箱搭配、箱子的顺序号、质量等级等等内容。具体由买卖双方根据商品特点和具体要求商定，一般这些内容刷在两侧，称为侧唛。

三、运输指示性标志

指示性标志（indicative mark）是根据商品的特性提出应注意的事项，在商品的外包装上用醒目的图形或文字表示的标志。如在易碎商品的外包装上标以"小心轻放"，在受潮后易变质的商品外包装上标以"防止受潮"，并配以图形指示，故指示性标志又称为安全标志或注意标志，图 10-6 为常用的运输指示性标志举例。

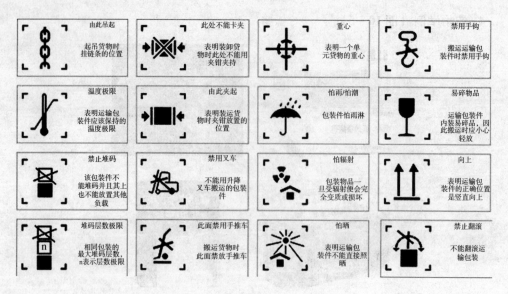

图 10-6 常用的运输指示性标志

四、危险品标志

警告性标志，又称危险品标志，用以说明商品系易燃、易爆、有毒、腐蚀性或放射性等危险性货物，以图形及文字表达，图 10-7 为常见的化学危险品标志。对危险性货物的包装储运有专门的法规，应严格遵照执行。

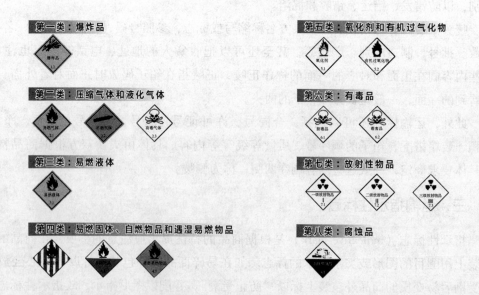

图 10-7 常见的化学危险品标志

1. 根据书中的内容，请你说明麻醉药品、精神药品等运输时应该注意什么问题。

2. 一般药品运输时要注意什么问题？

3. 药品包装上的标志有哪些？各有什么作用？

4. 请你回答冷藏药品有哪些，运输有哪些规定。

第十一单元

特殊管理药品的经营要求

特殊管理药品是指特殊药品（包括麻醉药品、精神药品、医疗用毒性药品、放射性药品）、药品类易制毒化学品原料或单方制剂、罂粟壳、蛋白同化制剂和肽类激素，其中监管程度由强到弱的顺序是麻醉药品、精神药品（罂粟壳）、药品类易制毒化学品原料或单方制剂、蛋白同化制剂和肽类激素，医疗用毒性药品、放射性药品另行特殊管理。

国家食品药品监督管理总局（China Food and Drug Administration，CFDA）对特殊药品的监管目标是"管得住，用得上"。

"管得住"是指在法律法规下，在有效的监管下，守法经营，重视质量管理，保证渠道内药品的流通的合法性。

"用得上"是指为切实满足医疗终端的临床需求，最大限度地改善流通渠道的质量，保障药品供应和社会的责任。

本单元仅从药品批发企业购销、储存、养护层面讲解特殊管理药品的管理要求。

第一节　麻醉药品和精神药品的经营要求

一、购进管理

（一）非首营类别（首营品种和首营企业）的购进管理

1. 区域性批发企业麻醉药品和第一类精神药品的购进途径有两个

（1）全国性批发企业（如国药集团药业股份有限公司、上海医药股份有限公司、重庆医药股份有限公司）。

（2）定点生产企业（经所在地省、自治区、直辖市药品监督部门批准）。

2. 从事第二类精神药品批发业务的企业有以下购进途径

（1）第二类精神药品定点生产企业。

（2）全国性批发企业。

（3）区域性批发企业。

（4）其他专门从事第二类精神药品批发的企业。

(二) 首营类别的购进管理

1. 首营品种对方应该提供如下资料：药品批件、质量标准、说明书、包装标签、检验报告、进口药品注册证等，进口麻醉药品和国家规定范围内的精神药品要有《进口准许证》。

2. 首营企业对方应该提供如下资料：营业执照、生产许可证（或经营许可证）、GMP证书（或GSP证书）、业务人员法人委托书、身份证复印件、质量保证协议书。

第五单元药品采购中已有相关图片，在此不再赘述。

二、销售管理

(一) 麻醉药品和第一类精神药品销售终端是医疗机构

医疗机构向全国性批发企业、区域性批发企业采购麻醉药品和第一类精神药品时，应当持《麻醉药品和第一类精神药品购用印鉴卡》（表11-1），填写"麻醉药品和第一类精神药品采购明细"，办理购买手续。销售人员应该仔细核实内容以及有关印鉴，无误后方可办理销售手续。

表 11-1　《麻醉药品和第一类精神药品购用印鉴卡》式样

销售企业	名称		法定代表人	
	地址		联系电话	
购进企业（盖章）	名称		法定代表人（签字）	
	地址		联系电话	
经办人（签字）		电话	身份证号码	
申请购买特殊药品名称		规格	数量（支/片）	
上一次购买证明的编号		实际购买量（支/片）	实际库存量（支/片）	

用于经营的情况	上一次购买药品	药品名称	批　号	规　格	供应单位	供应量（支/片）

（二）第二类精神药品定点批发企业销售终端

1. 医疗机构。

2. 定点第二类精神药品批发企业（含区域性批发企业）。

3. 经市级药监部门批准能实行统一进货、统一配送、统一管理的药品零售连锁企业可以从事第二类精神药品零售业务。

（三）注意事项

1. 麻醉药品和第一类精神药品不得零售。

2. 禁止使用现金进行麻醉药品和精神药品交易。

三、储存、验收管理

（一）全国性批发企业和区域性批发企业应当设置储存麻醉药品和第一类精神药品的专库

专库应当符合下列要求。

1. 安装专用防盗门（钢门），实行双人双锁管理。

2. 具有相应的防火设施。

3. 具有监控设施和报警装置，报警装置应当与公安机关报警系统联网。

（二）麻醉药品、第一类精神药品验收养护

1. 麻醉药品和第一类精神药品入库必须在专库或专区内由两个验收员进行验收，出库双人复核，储存专用账册的保存期限应当自药品有效期期满之日起不少于5年。

2. 药品养护人员对麻醉药品、第一类精神药品进行养护检查时，必须有专职保管员在场。

3. 麻醉药品、第一类精神药品在销售过程中一律不得借货。

四、运输管理

1. 全国性批发企业和区域性批发企业向医疗机构销售麻醉药品和第一类精神药品，应当将药品送至医疗机构。医疗机构不得自行提货。

2. 托运或者自行运输麻醉药品和第一类精神药品的必须申请领取运输证明。运输证明应当由专人保管。运输证明有效期为1年。

3. 邮寄麻醉药品和精神药品，寄件人应当提交所在地省、自治区、直辖市药品监督管理部门出具的准予邮寄证明（一次性）。

第二节 药品类易制毒化学品的经营要求

一、法律依据和目录

《药品类易制毒化学品管理办法》及药监管理部门公布的其他文件。

《药品类易制毒化学品品种目录》包括麦角酸、麦角胺、麦角新碱以及麻黄素、伪麻黄素、消旋麻黄素、去甲麻黄素、甲基麻黄素、麻黄浸膏、麻黄浸膏粉等麻黄素类物质。（说明：所列物质包括可能存在的盐类。药品类易制毒化学品包括原料药及其单方制剂。）

麻黄，主要生长于我国北方，发汗散寒，宣肺平喘，利水消肿，主要含麻黄碱及少量的伪麻黄碱等，可用于提炼冰毒。

麦角，为麦角菌科麦角菌属的麦角菌 *Claviceps purpurea*（Fr.）Tul. 在寄主植物上所形成的菌核，主要含有麦角毒碱、麦角胺和麦角新碱。常用于产后止血及子宫复旧，有兴奋子宫肌的作用，作用强大而持久，对怀孕子宫更敏感。可以衍化成麦角酸二乙胺（LSD）等，无药用价值，但是致幻作用强烈，被掺在赋形剂中制成胶囊、片剂、丸剂等，亦可皮下注射或掺在烟中吸食。

二、购销管理

1. 药品类易制毒化学品单方制剂和小包装麻黄素，纳入麻醉药品销售渠道经营，仅能由麻醉药品全国性批发企业和区域性批发企业经销，不得零售。如盐酸麻黄碱、盐酸麻黄碱注射液、盐酸麻黄碱滴鼻液纳入麻醉药品管理。

2. 国家对药品类易制毒化学品实行购买许可制度。购买药品类易制毒化学品应当办理《药品类易制毒化学品购用证明》，并且在有效期内一次使用，如表 11 - 2 所示。

3. 麻醉药品区域性批发企业之间不得购销药品类易制毒化学品单方制剂和小包装麻黄素，禁止使用现金或者实物进行交易。

表 11 – 2 药品类易制毒化学品购用证明

药品类易制毒化学品购用证明

编号：

购用单位名称				
供货单位名称				
购用品名				
类　别	原料药□	单方制剂□	小包装麻黄素□	其他□
规　格			剂型	
用　途				
购用数量				
有效期	自　　年　　月　　日至　　年　　月　　日			

省、自治区、直辖市食品药品监督管理部门盖章

年　月　日

注：1. 由省、自治区、直辖市食品药品监督管理部门填写五份，存档一份，交供货单位所在地省、自治区、直辖市食品药品监督管理部门一份。购用单位交供货单位一份，交购用单位当地公安机关一份，留存一份。

　　2. 在填写购用品名时要注明盐类，数量一并用大小写注明。

　　3. 购用单位、供货单位留存购用证明 3 年备查。

三、储存与验收

1. 必须设立独立的专库（柜）储存药品类易制毒化学品。

2. 专库应当设有防盗设施，专柜应当使用保险柜；专库和专柜应当实行双人双锁管理，设置电视监控设施，安装报警装置并与公安机关联网。

3. 麻醉药品全国性批发企业、区域性批发企业可在其麻醉药品和第一类精神药品专库中设专区存放药品类易制毒化学品。

4. 药品类易制毒化学品入库应当双人验收，出库应当双人复核，做到账物相符。

第三节　蛋白同化制剂、肽类激素的经营要求

一、蛋白同化制剂及肽类激素

蛋白同化制剂又称同化激素，俗称合成类固醇，是合成代谢类药物，具有促进蛋白质合成和减少氨基酸分解的特征，可促进肌肉增生，提高动作力度和增强男性的性特征。此类药物在医疗实践活动中常用于慢性消耗性疾病及大手术、肿瘤化疗、严重感染等对机体严重损伤后的康复治疗。但如果出于非医疗目的而使用（滥用）此类药物则会导致生理、心理的不良后果。在生理方面，滥用蛋白同化制剂会引起人体内分

泌系统紊乱、肝脏功能损伤、心血管系统疾病，甚至引起恶性肿瘤和免疫功能障碍等。在心理方面，滥用这类药物会引起抑郁情绪、冲动、攻击性行为等。此外，滥用这类药物会形成强烈的心理依赖。

常见蛋白同化激素有雄激素、苯丙酸诺龙、司坦唑醇、美雄酮、丙酸睾酮等。

肽类激素的作用是通过刺激肾上腺皮质生长、红细胞生成等实现促进人体的生长发育，大量摄入会降低自身内分泌水平，损害身体健康，还可能引起心血管疾病、糖尿病等疾病。滥用肽类激素也会形成较强的心理依赖。

常用的肽类激素有促红细胞生成素（EPO）及其类似物、生长激素（hGH）及其类似物，促皮质素、促性腺激素（含黄体生成素、绒毛膜促性腺激素）、胰岛素及其类似物、胰岛素样生长因子等（图11-1）。

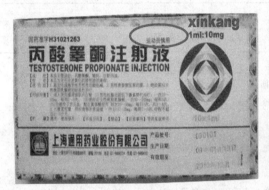 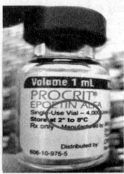

图 11 - 1　蛋白同化激素和肽类激素举例

二、经营管理的法律依据

1. 《反兴奋剂条例》。
2. 关于贯彻落实《反兴奋剂条例》进一步加强兴奋剂管理的通知。
3. 关于加强兴奋剂管理有关规定的公告。
4. 《蛋白同化制剂、肽类激素进出口管理办法（暂行）》（局令第25号）。
5. 药监管理部门公布的其他文件。

三、我国批准上市的蛋白同化制剂、肽类激素品种

表 11 - 3　蛋白同化制剂

通用名	上市品种
克仑特罗	盐酸克仑特罗、盐酸克仑特罗片、盐酸克仑特罗含片、盐酸克仑特罗栓、盐酸克仑特罗膜、盐酸克仑特罗气雾剂
达那唑	达那唑、达那唑胶囊、达那唑栓、达那唑胶丸
普拉睾酮	硫酸普拉睾酮钠、注射用硫酸普拉睾酮钠

通用名	上市品种
夫拉扎勃	呋拉扎勃、夫拉扎勃片
孕三烯酮	孕三烯酮、孕三烯酮胶囊
美雄酮	美雄酮、美雄酮片
甲睾酮	甲睾酮、甲睾酮片
诺龙	癸酸诺龙、乙酰水杨酸孕烯诺龙、乙酰水杨酸孕烯诺龙片、苯丙酸诺龙、苯丙酸诺龙注射液
羟甲烯龙	羟甲烯龙
司坦唑醇	司坦唑醇、司坦唑醇片
睾酮	睾酮、丙酸睾酮、丙酸睾酮注射液、十一酸睾酮、十一酸睾酮注射液、十一酸睾酮胶囊
替勃龙	替勃龙、替勃龙片

注：截至 2009 年 9 月。

表 11-4 肽类激素

通用名	上市品种
促皮质素	促皮质素、注射用促皮质素
促红素	重组人促红素注射液、注射用重组人红细胞生成素
促性素	绒促性素、注射用绒促性素
生长激素	重组人生长激素注射液、注射用重组人生长激素
胰岛素	胰岛素、重组人胰岛素、重组赖脯胰岛素、胰岛素注射液、重组人胰岛素注射液、常规重组人胰岛素注射液、30/70 混合重组人胰岛素注射液、50/50 混合重组人胰岛素注射液、中性胰岛素注射液、中效胰岛素注射液、重组甘精胰岛素注射液、重组赖脯胰岛素注射液、门冬胰岛素 30 注射液、门冬胰岛素注射液、精蛋白锌胰岛素注射液、精蛋白重组人胰岛素注射液、精蛋白锌重组人胰岛素混合注射液、低精蛋白锌胰岛素注射液、低精蛋白重组人胰岛素注射液、生物合成人胰岛素注射液、精蛋白生物合成人胰岛素注射液

注：截至 2009 年 9 月。

四、购销管理

1. 只有经省级食品药品监督管理部门核准，具备蛋白同化制剂和肽类激素经营资格的法人药品批发企业才能经营蛋白同化制剂和肽类激素。

2. 只有具备蛋白同化制剂和肽类激素经营资格的法人药品批发企业才能经营胰岛素。

3. 药品批发企业经营蛋白同化制剂和肽类激素，一是要有专门的管理人员；二是要有符合药品储存条件的专储仓库；三是要有专门的验收、检查、保管、销售和出入库登记制度。

4. 药品批发企业不准从无资质的企业购进蛋白同化制剂和肽类激素（包括原料药及单方制剂）；不准将蛋白同化制剂和肽类激素的原料药销售给无合法资质的药品生产、批发企业及医疗机构；不准将蛋白同化制剂和肽类激素的单方制剂销售给无合法资质的药品生产和批发企业；不准将除胰岛素外的蛋白同化制剂和肽类激素销售给药品零售企业；不准在互联网上发布蛋白同化制剂和肽类激素销售信息和进行网上非法销售；不准无资质的药品批发企业经营蛋白同化制剂和肽类激素。

五、储存与验收要求

1. 蛋白同化制剂、肽类激素的质量验收必须严格执行双人验收制度；**存放在具有安全设施的专用仓库（或专柜）内**，专用仓库内应按规定设立合格品区、不合格品区、退货区，并由专人实行双人双锁管理。

2. 药品养护人员进入专库进行养护检查时，应有专职保管员在场。

第四节　医疗用毒性药品的经营要求

一、法律依据

1.《医疗用毒性药品管理办法》1988 年 11 月 15 日国务院第二十五次常务会议通过。

2.《关于切实加强医疗用毒性药品监管的通知》（国药监安〔2002〕368 号）。

二、定义及种类

医疗用毒性药品（以下简称毒性药品），系指毒性剧烈、治疗剂量与中毒剂量相近，使用不当会致人中毒或死亡的药品，包括毒性中药品种 28 种和毒性西药品种 11 种，详见《医疗用毒性药品管理办法》。

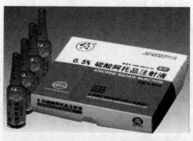
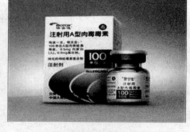
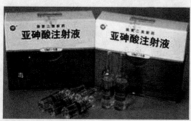
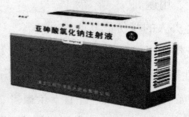

图 11－2　医疗用毒性药品举例

除亚砷酸注射液、A型肉毒毒素制剂以外的毒性药品西药品种是指原料药；中药品种是指原药材和饮片，不含制剂。毒性药品的西药品种士的宁、阿托品、毛果芸香碱等包括其盐类化合物。

由于这些年医疗用毒性药品政策法规方面建设缓慢，所以监管比较复杂，国家根据辅料、实验数据、企业标准、是否增加适应证等方面给予不同的管理。

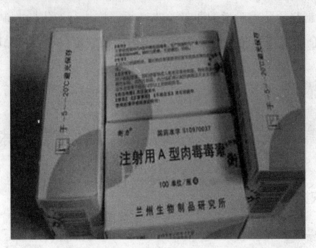

图 11 – 3　新增加的医疗用毒性药品注射用 A 型肉毒毒素

三、验收、储存管理

1. 毒性药品经营企业、医疗单位必须从具有毒性药品生产、经营（批发）资格的企业采购毒性药品。

2. 毒性药品经营企业必须建立健全采购、验收、入库、储存、养护、出库复核、销售、运输、退货、报残缺、安全管理等专项规章制度。

3. 毒性药品生产、经营（批发）企业销售毒性药品时，应当要求购买方提供以下证明材料，并建立购买方资质档案。

（1）加盖公章的《药品生产许可证》、《药品经营许可证》或者《医疗机构执业许可证》复印件。

（2）加盖公章的购买授权书，授权书应当注明授权经办人姓名、购买毒性药品的品种、数量、用途。

（3）经办人的身份证复印件。

以上资料应当保存至超过药品有效期1年，但不得少于3年。

4. 毒性药品批发企业必须设置毒性药品专库，严禁与其他药品混放，专库或专柜单独存放，必须双人双锁，并有安全报警、防盗措施。

5. 毒性药品经营人员应当相对固定，企业每年对相关管理人员和直接业务人员进行培训，并建立培训档案。

6. 毒性药品运输过程中，应当采取有效措施，防止发生事故。

7. 经营 A 型肉毒毒素制剂的企业需取得毒性药品经营资质，并符合国家相关规定。

1. 请回答特殊管理的药品有哪些。

2. 请你简述麻醉药品和精神药品在药品批发企业从验收到养护、发货应如何加强管理。

3. 请你搜索国家规定特别管制的药品类蛋白同化制剂及肽类激素有哪些，简述蛋白同化制剂、肽类激素在药品批发企业从验收到养护、发货应如何加强管理。

4. 请你搜索药品类易制毒化学品的种类，请说明如何加强验收养护管理。

5. 请你提供各不得少于两个的蛋白同化制剂、肽类激素的药品品种及图片。

6. 请你在网络上搜索麻醉药品、精神药品、医疗用毒性药品、放射性药品品种各一个，并下载图片。

7. 请你从网络上搜索药品类易制毒化学品的有关管理条例，并找出分属麦角和麻黄的各两个药品及图片，并下载。

安　全　消　防

有些药品很容易发生燃烧，如麻醉乙醚、氯乙烷、乙醇及其制剂、松节油等，有的还因受热、摩擦、震动、撞击或与其他物质接触可引起爆炸，同时药品的包装大多由纸或木材制成，亦容易着火，因此消防工作是药品仓库一项重要的安全工作。

在消防工作中应贯彻"以防为主、以消为辅，防消结合"的方针，严防火灾发生，确保仓库安全。

一、燃烧的条件

燃料是物质与氧化剂发生强烈化学反应并伴有发光发热的现象。各种与氧化类似的强放热反应（如氮化、氟化、氯化）、分解反应（如联氨分解）或轻金属（如钠）加水的反应，也可称为燃烧。

物质燃烧必须同时具备三个必要条件。

1. 物质具有可燃性（可燃物），如木材、纸张、棉花、乙醇、乙醚、松节油，硫黄、樟脑等均为可燃物。

2. 可燃物要与氧气或氧化剂接触（助燃物），常见的助燃物是空气、氧气以及氯气和氯酸钾等氧化剂。

3. 可燃物的温度要达到燃烧的最低温度（着火点），明火、摩擦、撞击或静电产生的火星、高温体、雷电、化学能、聚焦的日光等使可燃物质的温度达到着火点，才能引起燃烧。

二、灭火的原理

从燃烧所必须具备的几个基本条件可以得知，灭火就是破坏燃烧条件使燃烧反应终止的过程。就是控制燃烧，必须消除使燃烧过程继续进行的三个条件之中的任何一个或全部条件。

其基本原理归纳为以下四个方面：冷却、窒息、隔离和化学抑制。

三、灭火的方法

1. 冷却法

将灭火剂直接喷射到燃烧物上，以增加散热量，降低燃烧物的温度于燃点以下，使燃烧停止；或者将灭火剂喷洒在火源附近的物体上，使其不受火焰辐射热的威胁，避免形成新的火点。冷却灭火法是灭火的一种主要方法，常用水和二氧化碳作灭火剂冷却降温灭火。灭火剂在灭火过程中不参与燃烧过程中的化学反应。这种方法属于物理灭火方法。

2. 窒息法

窒息灭火法就是阻止空气流入燃烧区，用不燃烧区或用不燃物质冲淡空气，使燃烧物得不到足够的氧气而熄灭的灭火方法。通常使用的二氧化碳、氮气、水蒸气等的灭火原理主要是窒息作用。用湿棉毯、温麻袋、温棉被、干沙等不燃物覆盖在燃烧物的表面，隔绝空气，使燃烧停止也是窒息法。

3. 隔离法

就是将火源处或其周围的可燃物质隔离或移开，燃烧会因缺少可燃物而停止。如将火源附近的可燃、易燃、易爆和助燃物品搬走；关闭可燃气体、液体管路的阀门，以减少和阻止可燃物质进入燃烧区；设法阻拦流散的液体；拆除与火源毗连的易燃建筑物等。

4. 化学抑制法

也称化学中断法，就是使灭火剂参与到燃烧反应历程中，使燃烧过程中产生的游离基消失，而形成稳定分子或低活性游离基，使燃烧反应停止。常用的干粉灭火剂、卤代烷灭火剂的主要灭火原理就是化学抑制作用。

四、常见灭火剂和灭火器

1. 水

水是自然界中分布最广、最廉价的灭火剂，冷却作用十分明显，水的灭火作用是冷却和窒息，

主要缺点是产生水渍损失和造成污染、不适用于油类及电气着火。

2. 泡沫灭火器

亦称酸碱灭火器，利用 $NaHCO_3$（小苏打）与发泡剂的混合溶液与 $Al_2(SO4)_3$ 溶液混合后起化学反应，产生一种含有 CO_2 气体的泡沫，并以一定的压力，使泡沫从喷嘴喷出，覆盖在液面上，隔离空气以达到灭火作用。

泡沫灭火器主要适用于扑救木材、棉花、纸张等火灾和油类、易燃液体的火灾，主要缺点是水渍损失和污染、不能用来扑灭油类和气体造成的燃烧，因为油类和气体燃烧时扩散速度很快，泡沫无法有效覆盖在燃烧物的表面，很难起到迅速扑灭的效果。

3. 干粉灭火器

内部充装的是磷酸铵盐干粉灭火剂，是用于灭火的干燥、易于流动的微细粉末，由具有灭火效能的无机盐和少量的添加剂经干燥、粉碎、混合而成微细固体粉末组成。

干粉灭火剂主要通过在加压气体的作用下喷出的粉雾与火焰接触、混合时发生的物理、化学作用灭火。一是靠干粉中的无机盐的挥发性分解物与燃烧过程中燃烧物质所产生的自由基或活性基发生化学抑制和负化学催化作用，使燃烧的链式反应中断而灭火；二是靠干粉的粉末落到可燃物表面上，发生化学反应，并在高温作用下形成一层覆盖层，从而隔绝氧窒息灭火。主要是化学抑制和窒息作用灭火。

干粉灭火器灭火效率高，速度快，不导电，不腐蚀，毒性低，适用于扑救石油、石油产品、油漆、有机溶剂和电气设备等的火灾，广泛用于油田、油库、炼油厂、化工厂、化工仓库、船舶、飞机场以及工矿企业等。主要缺点是对于精密仪器火灾易造成污染，不能扑救轻金属燃烧的火灾。

4. 二氧化碳（CO_2）灭火器

二氧化碳灭火器也叫干冰灭火器，CO_2是一种具有一百多年历史的灭火剂，价格低廉，获取制备容易，其主要依靠窒息作用和部分冷却作用灭火。二氧化碳既不能燃烧，也不能支持燃烧的性质，人们研制了各种各样的二氧化碳灭火器，有泡沫灭火器、干粉灭火器及液体二氧化碳灭火器。

二氧化碳具有较高的密度，约为空气的 1.5 倍。在常压下，液态的二氧化碳会立即汽化，一般 1kg 液态二氧化碳可产生约 $0.5m^3$ 的气体，因而，灭火时，二氧化碳气体可以排除空气而包围在燃烧物体的表面或分布于较密闭的空间中，降低可燃物周围或防护空间内的氧浓度，产生窒息作用而灭火。另外，二氧化碳从储存容器中喷出时，会由液体迅速汽化成气体，而从周围吸收部分热量，起到冷却的作用。

二氧化碳灭火器具有流动性好、喷射率高、不腐蚀容器和不易变质等优良性能，用来扑灭图书、档案、贵重设备、精密仪器、600V 以下电气设备及油类的初起火灾。

金属钾、钠、镁、铝和金属氢化物等物质火灾，禁止用二氧化碳扑救。

$$CO_2 + 4Na === 2Na_2O + C$$

5. 卤代烷灭火器

其灭火原理是卤代烷接触高温表面或火焰时，分解产生的活性自由基，通过溴和氟等卤素氢化物的负化学催化作用和化学净化作用，大量捕捉、消耗燃烧链式反应中产生的自由基，破坏和抑制燃烧的链式反应而迅速将火焰扑灭；是靠化学抑制作用灭火。

常用的卤代烷灭火剂有 1211 和 1301 两种。1211 灭火剂的分子式为 CF_2ClBr，是目前国内使用量最大的一种卤代烷灭火剂。卤代烷灭火剂主要缺点是化学稳定性较好，破坏臭氧层，因此逐渐被淘汰。

五、消防产品及消防标志

1. 消防产品

消防产品是指专门用于火灾预防、灭火救援和火灾防护、避难、逃生的产品，包括消防用具（如安全防护、消防带、消防斧等）、灭火器、消防灯与标示牌、消防栓、消防枪（阀、泵）、消防报警控制类产品等。

2. 消防安全标志

用于表明消防设施特征的符号，它是用于说明建筑配备各种消防设备、设施，标志安装的位置，并诱导人们在事故时采取合理正确的行动，包括消防设施标识、危险场所、危险部位标识和安全疏散标识，如图 12-1 所示。

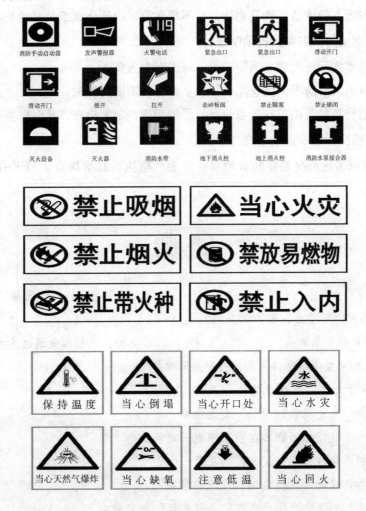

图 12-1　常见的安全消防标志

六、严防火灾

火灾不仅会造成经济上的严重损失，还会危及生命安全，因此药品仓库要认真落实各项防火安全措施，防止火灾发生。

（一）严格控制各种火灾因素

1. 库房内严禁使用明火。库房外动用明火作业时，必须办理动火证，经仓库或单位防火负责人批准。库房内不准使用火炉取暖。仓库应当设置醒目的防火标志。

2. 严格管理电源。库房电气照明的开关保险丝等应安装在库外，并装总电闸统一管理，电气设备应经常检查，危险品库应采取防爆照明灯。库房内不准设置移动式照明灯具，不准使用电炉、电烙铁、电熨斗等电热器具和电视机、电冰箱等家用电器。

3. 仓库运输车辆及设备使用的汽油、柴油必须按照危险物品的规定加以管理。

4. 库房附近不得堆放各种易燃物品，不准在库区内焚烧废纸及其他物品。

（二）建立消防组织和设置消防器材

1. 根据仓库实际情况建立消防组织，每组有专人负责。

2. 定期组织消防演习，使仓库全体人员都会使用消防器材。

3. 各种消防器材要固定在适当位置，严加管理，定期检查，及时保养，禁止挪用。

（三）严格执行仓库安全制度

仓库应根据实际情况制定防火制度，并要严格执行经常检查，消灭引起火灾的一切隐患。

1. 常用的灭火器有（　　　　　）、（　　　　　）和（　　　　　）三种，这三种灭火器在使火焰熄灭的原理上，最大的共同点是（　　　　）和（　　　　），使用时在灭火器中有化学反应发生的是（　　　　）和（　　　　），它们都是通过发生化学反应生成二氧化碳；在未被使用时，灭火器内有高压的是（　　　　）和（　　　　）。

2. 下列关于燃烧的叙述正确的是（　　　）

A. 有放热、发光现象的变化一定是燃烧

B. 在氧气中能燃烧的物质在空气中也一定能燃烧

C. 可燃物燃烧时一定有发光放热现象

D. 可燃物燃烧时一定有火焰和发光的现象

3. 森林着火，消防队员开辟"防火隔离带"的目的在于（　　　）

A. 降低可燃物的温度

B. 隔离空气

C. 隔离可燃物

D. 开辟运水的道路

4. 将点燃的火柴竖直向上，火柴不易继续燃烧，其原因是（　　　）

A. 火柴梗温度达不到着火点

B. 火柴梗的着火点比火柴头的高

C. 火柴梗潮湿，不易继续燃烧

D. 火柴梗接触氧气少

5. 请问以下救火方式与哪种灭火原理有关？

油锅着火，不能泼水灭火，应关闭炉灶燃气阀门，直接盖上锅盖或用湿抹布覆盖，令火熄灭。还可以向锅内放入切好的蔬菜冷却灭火。

6. 如果仓库发生火灾，你作为仓库保管员如何应对？

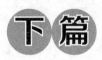

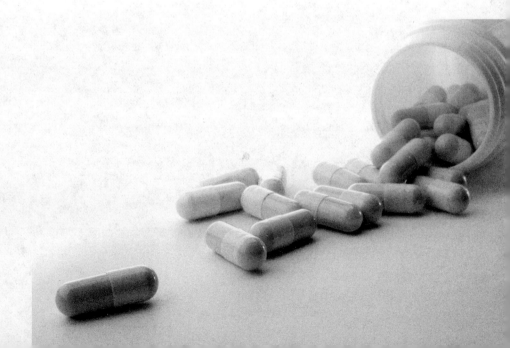

第十三单元

药品的稳定性

第一节 药品的稳定性

一、药品稳定性的含义

药品稳定性是指原料药及制剂保持其物理、化学、生物学和微生物学性质的能力。药物制剂的稳定性包括化学稳定性、物理稳定性、生物稳定性三个方面。

化学稳定性是指药物由于水解、氧化等化学降解反应，使药物含量（或效价）、色泽产生变化的性质。

物理稳定性主要是制剂的物理性能发生变化的性质，如混悬剂中药物颗粒结块、结晶生长，乳剂分层、破裂，胶体制剂的老化，片剂崩解度、溶出速度的改变等。

生物学稳定性一般指药物制剂由于受微生物的污染而使产品变质、腐败的性质，实质上仍属于化学稳定性。

二、药品的性质和变化

（一）药品的性质

药品具有不同的化学组成或成分，所以它们所具有的性质也各不相同，但不外乎物理性质和化学性质两大类。

1. 药品的物理性质

药品的物理性质是指不发生化学变化就能表现出来的固有性质。如颜色、气味、形态、是否易融化、凝固、升华、挥发等，利用人们的耳鼻舌身等感官感知；如熔点、沸点、硬度、导电性、导热性、延展性等，可以利用仪器测知；如溶解性、密度等通过实验室获得数据计算得知，在实验前后物质都没有发生改变。这些性质都属于物理性质。

常见的物理性质如水的蒸发，蜡烛质软，不易溶于水，一般石蜡呈白色，纸张破碎等。

2. 药品的化学性质

物质在发生化学变化时才表现出来的性质叫化学性质。如：可燃性、酸碱性、氧化性、还原性、腐蚀性、毒性、络合性、脱水性等。它牵涉物质分子（或晶体）化学组成的改变。

（二）药品的变化

药品的性质发生改变通常表现为三种变异现象，即化学变化、物理变化、生物学变化（实质上仍是化学变化）。化学变化和物理变化常常同时发生。在化学变化过程里一定同时发生物理变化。

1. 物理变化

物理变化指状态或形状发生了改变，而没有生成新的物质，仅仅是状态、形态、大小等的变化。如栓剂受热熔化变形，片剂吸潮崩解，粉剂吸潮结块，甘油吸收空气中水分而稀释等。药品的物理变化常见的有熔化、挥发、吸潮、结块、稀释、风化、升华、凝固等现象。一般来说，药物的物理变化不会引起化学变化，而化学变化必然伴随着物理变化。

2. 化学变化

化学变化指变化后生成了新的物质，主要有水解、氧化、光化分解、碳酸化、变旋、聚合等反应，并常伴随发生一些现象，如放热、发光、变色、放出气体、生成沉淀、异味异臭等。这些现象可帮助我们判断是否有新物质生成，从而推断是否是化学变化。

在药品储存过程中，药品各个成分之间，药品与溶剂以及附加剂、赋形剂、容器、外界物质（空气、光线、水分）、所含杂物（如夹杂在药品或附加剂中的金属离子、副产物）都能发生化学反应而导致药品变质。如维生素 C 氧化时由白色变为黄色；含阿司匹林的制剂因吸湿分解出现浓厚的醋酸气味；油脂酸败后有败油臭味等。

3. 生物学变化

生物学变化指药品因受到温度、湿度、时间等外界因素影响，微生物得以生长繁殖而发生霉烂、腐败或分解等变化，实际上也属于化学变化。如酵母粉发霉、生虫，含糖药品发酵后变酸，含蛋白质的药品腐败后产生异臭，油脂类及软膏类长期受热易酸败变质。

第二节　影响药品稳定性的因素

药品在储存中的稳定性除与药品本身的理化性质和生产工艺等内在原因有关外，外界不良因素的影响也是重要的原因，因此，我们在养护过程中，必须熟悉影响药物变质的内因和外因。根据药物性质来控制外因、稳定内因，做好药品储存和保养工作。

影响药品质量的内在、外在因素如图 13-1 所示。

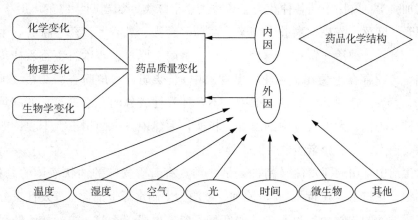

图 13 – 1　影响药品质量的因素

一、影响药品稳定性的内在因素

影响药物变质的内因主要是药物本身的化学成分和结构以及由它所反映的物理性质和化学性质。药物质量变化的内因往往不单纯表现在一个方面，有时是几种内因同时发生变化。

（一）表现在物理性质方面的内因

1. 药物的吸湿性（吸水性）

药物能够从空气中吸收水蒸气的性质称为药物的吸湿性。

吸湿性是药物的重要特性，剂型、药物的空间结构等均能影响药物的吸湿性。

药物吸湿后既有可能发生物理变化也有可能发生化学变化，如结块、胶黏、分解变质（如碳酸氢钠、维生素 B_1、蛋白银、枸橼酸铁铵）、潮解（如氯化钙、山梨醇）、稀释（如甘油、乳酸），甚至发霉虫蛀（如胃蛋白酶、胰酶、淀粉酶、葡萄糖）、分解变质（如青霉素、阿司匹林、洋地黄粉）。

有些药物特别容易潮解。一部分因其理化性质的特殊而容易吸湿，如氯化钾片、米曲菌胰酶片、乳酶生、阿卡波糖片、丙戊酸钠缓释片等；还有一部分药物因剂型因素而易潮解，包括糖衣片、颗粒剂、散剂、泡腾片等，例如多酶片、十六角蒙脱石（思密达）、呋喃妥因、克霉唑泡腾片、维生素 C 泡腾片等。

此外中成药中易潮解的包括消栓颗粒、小柴胡颗粒、板蓝根颗粒、金钱草颗粒、妇炎灵泡腾片、银黄含片、锡类散、外用溃疡散等。

为避免药品潮解，多雨潮湿季节应将药品放在加盖的玻璃瓶内保存，贵重的药品还应在瓶内放置干燥剂。已经受潮的药品不再销售和使用。

2. 药物的挥发性

挥发性是指化合物由固体或液体变为气体或蒸气的过程。

各科目中药材大都含挥发性成分，如松科、柏科、散形科、麻黄科、唇形科、芸香科、五加科等，常用中药各种花类、芳香类、辛味类，如当归、白芷、川芎、白术、肉桂、枳壳、麻黄、陈皮、荆芥、细辛、薄荷、麝香、乳香、没药、松香、木香、降香、沉香、甘松、独活、藿香、佩兰、砂仁、香附、厚朴、莪术、丁香、桂皮、香豆素（香料，广泛存在于菊花、兰花、黑香豆中）、柴胡、八角茴香、艾草、郁金、花椒、大蒜、葱等。特别是中药各方剂中，不含挥发性成分的几乎没有，如麻黄汤中的麻黄、桂枝、杏仁，大承气方中的厚朴、枳实，大建中方中的川椒、干姜，四君子汤中的人参、白术，三子养亲汤中的三子等。

日常生活中常用的挥发油（精油，是一类具有芳香气味的油状液体的总称）、药酒、风油精、花露水（化妆品）、清凉油、碘酒、十滴水等也都含有挥发性成分。

具有挥发性的化学药品也不少，如麻醉乙醚、甲醛、乙醇、浓盐酸、浓硝酸、浓氨水、液溴、碘单质（易升华）、三氯甲烷等。

药物挥发快慢与温度高低有关，气温高就挥发得快，冬季气温低就挥发得慢，而大多数药物挥发性成分与疗效密切相关，如果挥发性成分丧失会导致疗效下降，因此可以将挥发性药品置于冰箱里或挥发性药品柜等阴凉处保存。

3. 药物的熔化性

某些药物在一定温度下即开始熔化的性质称为药物的熔化性。例如以香果脂、羊毛脂或可可豆脂作基质的栓剂，在夏季往往由于库温过高发生熔化成为液体而影响药品的使用。

某些分子间引力微弱的药物，如氨基比林、安替比林、非那西丁、氨茶碱、咖啡因、阿司匹林、薄荷脑、樟脑、水合氯醛、维生素 C 等，当两种或更多种进行混合时，常由于混合物的熔点及湿润点降低，在室温下即呈现湿润甚至液化，这种现象称为共熔。

4. 药物的冻结性

药物的冻结性是指一些液体药物遇冷凝结成固体的性质。例如含有药物的水剂、以稀醇作溶媒的制剂、鱼肝油乳、松节油搽剂、镁乳、氢氧化铝凝胶等。

5. 药物的吸附性

有些药物吸收空气中有害气体或具有特殊臭气的性质称为药物的吸附性。

例如淀粉、药用炭、白陶土、滑石粉、矽碳银、乳糖、葡萄糖、氢氧化铝等，由于表面积大，有强烈的吸附作用，能够吸收空气中的特殊气味（多由含有芳香类、易挥发物质的药品散发或其他原因产生的异臭异味现象），一般称为"串味"。这些具有挥发性、散发特殊异味的药物习惯上被称为串味药。串味药和被串味过的药品，由于理化性质、疗效、安全性方面都产生变化，一般不能再供药用。

串味药主要有内服制剂［如人丹、藿香正气水（液、胶囊）、十滴水、速效救心丸、正露丸等］，外用贴膏（如狗皮膏、关节止痛膏、伤湿止痛膏、风湿膏、追风膏、骨痛膏等），外用搽剂（如风油精、红花油、清凉油、风湿油等），外用酊剂（如皮康王、皮炎宁酊、止痛酊、肤阴洁、洁尔阴等）。

（二）表现在化学性质方面的内因

1. 药物的氧化性

具有氧化性的药物就是能被还原剂所还原的药物。

例如过氧化物（过氧化氢）、银盐（硝酸银）、硝基化合物（呋喃西林）、高锰酸钾、三氯化铁等，这些药物均具有氧化性，遇光易被还原而变质。高锰酸钾在高温下会分解变质而影响疗效。高锰酸钾俗名灰锰氧，在医药上用作防腐剂、消毒剂、除臭剂及解释剂。

$$2KMnO_4 \xrightarrow{\triangle} K_2MnO_4 + MnO_2 + O_2 \uparrow$$

2. 药物的还原性

具还原性的药物是指能被空气中的氧气及其他氧化剂所氧化的药物。主要有以下几种。

（1）醛类　如链霉素、水合氯醛、吡多醛、葡萄糖等。

（2）醇与烯醇类　如二羟丙茶碱、可的松、麻黄碱、肌醇、甘露醇、苯甲醇、维生素 C 等。

（3）酚类　如肾上腺素、左旋多巴、吗啡、阿扑吗啡、水杨酸钠、毒扁豆酚碱、维生素 E、己烯雌酚、酚磺乙胺等。肾上腺素氧化后先生成肾上腺素红，最后变成棕红色聚合物或黑色素。左旋多巴氧化后生成有色物质，最后产物也为黑色素。

（4）肼类及胺类　如异烟肼、盐酸肼苯达嗪、对氨基水杨酸钠、水杨酸钠、盐酸普鲁卡因胺、磺胺类的钠盐等，尤其是水溶液。

（5）硫醇及硫化物　如卡托普利、二巯丙醇、巯嘌呤、半胱氨酸、丙硫氧嘧啶、硫辛酸等。

（6）含碳－碳双键及含共轭双键体系的药物　如维生素 A、两性霉素 B、叶酸等具共轭双键的药物，十一烯酸锌等含有亚油酸等不饱和脂肪酸的药物以及含蒎烯、萜烯等的挥发油（如松节油），均易被氧化。

（7）金属化合物　如溴化钠、碘化钙、硫酸亚铁、亚硝酸钠、硫代硫酸钠、亚硫酸钠、酒石酸锑钾、没食子酸锑钠等。

（8）其他　如吡唑酮衍生物安乃近，苯并噻嗪类盐酸异丙嗪、氯丙嗪、奋乃静等亦具还原性，麻醉乙醚、维生素 D 等。

3. 药物的水解性

水解就是药物与水发生反应生成两种或两种以上新的化合物的反应过程。

酯类（包括内酯类、如阿司匹林）、酰胺类（包括内酰胺类药物、如青霉素）、苷类药物（如强心苷）、酰肼、醚等最易发生水解反应。

（1）酯类药物　如亚硝酸乙酯、盐酸普鲁卡因、盐酸丁卡因、盐酸可卡因、硫酸阿托品、氢溴酸后马托品、氯乙酰胆碱、硝酸甘油等；硝酸毛果芸香碱，华法林、葡醛内酯均有内酯结构，可以发生水解。

（2）酰胺类药物　由于结构上的特殊性，不稳定，容易水解。如青霉素 G 钾盐或钠盐均易水解，所以只能制成灭菌粉针剂，临用时配制应用。类似的还有巴比妥类、氯霉素类。

（3）苷类药物　一般较易水解，水解成糖和苷元两部分，效价下降。常见的苷类药物有强心苷（包括洋地黄毒苷、毒毛花苷、铃兰毒苷等），芦丁（芸香苷），苦杏仁苷，甘草皂苷、黄芩苷等。

4. 药物的风化性

在室温和干燥空气里，含有结晶水的药物失去部分或全部结晶水的现象称为风化。

药品风化后药效并未改变，但因失水量不定，影响使用剂量的准确性，导致疗效不确切，有的形成其他药物，如芒硝风化后形成玄明粉。

许多含有结晶水的药物都具有风化性，如硫酸钠（$Na_2SO_4 \cdot 10H_2O$）、咖啡因（$C_8H_{10}O_2N_4 \cdot H_2O$）、磷酸可待因、硼砂、矾类（如绿矾 $FeSO_4 \cdot 7H_2O$）等风化是一个化学变化过程。日常生活中碱块（$Na_2CO_3 \cdot 10H_2O$）变成碱面（Na_2CO_3），也是风化现象。

5. 药物的碳酸化性

药物吸收空气中的二氧化碳或者直接与碳酸作用引起的变化叫药物的碳酸化。

与二氧化碳发生反应的药物有：

（1）苯妥英钠。

（2）巴比妥类的钠盐　巴比妥类的钠盐水溶液（如司可巴比妥钠、异戊巴比妥钠等）吸收空气中的 CO_2 生成巴比妥酸沉淀。

（3）氨茶碱（包括胆茶碱）　氨茶碱水溶液暴露在空气中，吸收二氧化碳析出茶碱沉淀而使溶液浑浊失去药理作用。

（4）磺胺类的钠盐　磺胺类的钠盐久置潮湿空气中，缓缓吸收二氧化碳而析出磺胺类药物，如果是注射剂则析出磺胺类沉淀。

（5）氢氧化物　某些氢氧化物和氧化物易吸收二氧化碳生成碳酸盐，如氢氧化钙等。如氧化镁露置空气中易吸收水分和二氧化碳而逐渐成为碱式碳酸镁，

6. 药物的分解性

分解性是指某种药物受到外因作用而自动分解成两种或两种以上新物质的一种化学性质。例如碳酸氢钠在潮湿空气中存放，加上气温过高，会自动分解成碳酸钠、水以及二氧化碳。雄黄是一种矿石，化学成分为二硫化二砷，遇热分解变成剧毒的三氧化二砷，也就是俗称的砒霜。

7. 药物的聚合性

凡是由单体合成为分子量较高的化合物的反应成为聚合反应。具有这种聚合反应的药物所表现出来的性质叫聚合性。

常见具有聚合性的药物如甲醛，甲醛在室温时呈气态，可以溶解在水里，多数甲醛分子生成水化物，其水化物在低于9℃时可以相互利用，缩去水分子而聚合成多聚甲醛白色沉淀。因此很多盛装甲醛的容器瓶口会出现白色树脂样沉淀。图13-2左图为甲醛液体，右图为多聚甲醛沉淀。

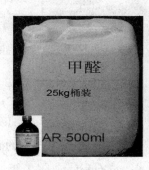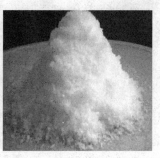

图13-2　甲醛及多聚甲醛

8. 药物的霉蛀性

药物的霉蛀性是指某些生物制剂、脏器制剂收到微生物污染、昆虫生长繁殖而使药品霉变、生虫的性质。春夏季节由于高温、潮湿等原因，适合昆虫及微生物繁殖，保管不当药物就会发生虫蛀或霉变，如生药制剂洋地黄粉（片），脏器制剂如胃蛋白酶、胎盘粉（片）等，将在"二、影响药品稳定性的外在因素（二）温度"中详细讲解。

二、影响药品稳定性的外在因素

影响药品稳定性的外在因素主要有空气、光线、温度、湿度、微生物和昆虫、时间、包装等，并且经常交叉进行、互相促进、互相作用而加速药品变质失效。如日光及高温同时影响药品就可以加速它的氧化过程。影响药品变质的各种因素分述如下。

（一）空气

空气成分很复杂，是各种气体的混合物。空气中影响药品质量的主要有氧气、二氧化碳、水蒸气和灰尘，氧气最影响药品的质量；氮气和惰性气体不影响药品的质量。

凡是具有还原性的药物都容易被空气中的氧气氧化（详见"药物的还原性"），而紫外线对药品的氧化反应起催化作用，会加快氧化反应的进程。药品被氧化后，可以发生变色、异臭、分解、变质、失效，甚至产生毒性。因此这些药物最好用棕色玻璃容器或黑色容器盛装，甚至需要避光滴注，有包装中带有透光性较弱的黑布、纸、塑料等遮光袋，用时套在输液瓶上，配以一次性带过滤器的避光输液器。如图14-3氟喹诺酮类药物氟罗沙星注射液用棕色安瓿灌装，而有些药物还需要一次性避光注射器，在保管养护该类药品时尤其要强调避光。

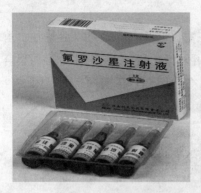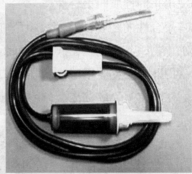

图 13 – 3　棕色瓶盛装的氟罗沙星注射液及避光注射器

具有碳酸化性的药物容易与二氧化碳发生反应，但一般很少伴随变色现象。

凡是与二氧化碳发生反应的药物都具有碳酸化性（详见"药物的碳酸化性"）。

有些药物，尤其是粉末性药物，如活性炭、滑石粉、白陶土等，易吸收水蒸气、灰尘及弥漫在空气中的其他有害气体而影响本身质量（详见"药物的吸附性"）。

（二）温度

温度对药品质量的影响和储存的关系很大，过高过低都能促使药品变质失效，尤其是生物制品、脏器制剂、抗生素等对温度要求更严。温度过高与药品的挥发程度、形态及药物的氧化、水解等变化和微生物的生长有很大关系。温度过低又易引起冻结或析出沉淀。

1. 温度过低

一般药品均宜储存于凉处，但温度过低也能使一些药品产生沉淀、冻结、凝固、甚至变质失效，有的则使容器破裂而造成损失。

（1）遇冷变质　例如生物制品因冻结而失去活性，胰岛素注射液久冻后可发生变性；葡萄糖酸钙注射液等过饱和溶液久置冷处易析出结晶不再溶解；甲醛溶液在9℃以下时能聚合生成多聚甲醛而呈现浑浊或析出白色沉淀；鱼肝油乳剂、氢氧化铝凝胶冻结后分层且无法恢复原状；过氧化氢溶液、氨溶液和稀盐酸温度过低发生冻结或容器破裂；酶制品、生物制品发生变性等。

（2）冻破容器　注射剂及水溶液制剂在0℃以下能发生冻结，体积膨胀，使玻璃容器破裂。据试验，体积大的玻璃容器在内装液体冻结后容易发生破裂，体积小的冻结后较不易破裂。

2. 温度过高

高温可促使药品发生化学变化或物理变化，从而影响药品的质量。

（1）促进变质　温度增高可促进氧化、水解、分解等化学反应或促使昆虫和微生物的生长繁殖而加速药品变质。例如抗生素受热后会加速分解失效。糖浆剂、油脂类及软膏类长期温度过高易发酵变酸。疫苗、血清、酶制剂、生物制剂等温度过高后变性，药效降低。脏器制剂（指所有来源于动物脏器、组织的生物药品，如肝素、甲状腺制剂等）遇潮热易霉败虫蛀；过氧化氢溶液遇高温加速分解以致爆破容器等。

（2）挥发减量　温度过高可使具有挥发性、沸点低的药品，如挥发油、薄荷、樟脑、乙醚、乙醇、氨水、碘、樟脑、薄荷、麝香、丁香、桂皮、细辛、亚硝酸异戊酯等有效成分加速挥发，可因含量的变化而影响药效，并发生串味。伤湿止痛膏受热后不仅芳香药挥发，还失去黏性或粘在一起而无法使用。这类药品最好放在阴凉通风处，天气热的时候应放在冰箱中保存。

（3）破坏剂型　胶囊或胶丸，如维生素 E、鱼肝油等受热，会出现软化破裂漏油等现象，甚至整瓶黏在一起发出异味。糖衣片胶丸熔化粘连变形、软膏熔化分层。

颗粒剂，在制作过程中添加了大量糖分，受热易发黏结块，易生虫。

糖浆、眼药水等，遇强光高热会出现沉淀物、变色、霉变、结晶以及出现大量气泡等。

中药制剂，多为"膏、丹、丸、散"，蜂蜜、红糖等是其中常出现的添加剂，高温、高湿条件下易发霉生虫，用白蜡封口的药丸也可能在高温下裂开、变质。

在人体 37℃ 的体温下栓剂会被逐渐融化吸收，栓剂在高温下容易发生变质，如出现酸败、颗粒干涸、稀薄、变色、水油分离出现臭味，粘连软化变形失去原有剂型的作用。另外，眼膏在受热后也容易出现类似栓剂的变质特征。

抗生素、生物制品（如白蛋白）、脏器制品、生化药品（如胃蛋白酶）、硝酸甘油等在高温下容易变质，要采用低温冷藏贮存，但是不能冷冻贮存。血清、菌苗、类毒素、球蛋白、白蛋白等疫苗、生物制品冻结后会变性。氢氧化铝凝胶、乳白鱼肝油等乳剂冻结后容易分层。

大多数药品适宜在常温下（0～30℃）储存；一部分药品需在阴凉环境下（0～20℃）储存；少数药品需放入冰箱中冷藏（2～10℃）储存，例如各类疫苗（如乙肝疫苗）、血液制品（如人血白蛋白）、胰岛素制剂等。

（三）湿度

空气中水蒸气的含量称为湿度。空气中水蒸气含量越大湿度就越大，反之湿度就小。湿度对药品质量的影响很大，湿度过大能使药品吸湿滋生微生物，发生潮解、变形、发霉、稀释、水解、变色、结块、破裂等，药效降低；湿度过小又容易使某些药品风化或干裂。

药物吸收或失去水分后，既有可能发生物理变化，如潮解、变形、稀释、干裂、结块等，也有可能发生化学变化，如发霉、水解、风化、变色等。

（四）光线

光线根据波长分为紫外线、可见光和红外线，其中紫外线和红外线肉眼均看不见。

红外线热能大，与药物接触一般不引起化学变化，仅起干燥作用，故称热线；紫外线具有化学能，照射药物时可引起化学变化，故称化学线，因此光线能使药品变质，紫外线起着主要作用，它能直接引起药品发生氧化、变色、分解等化学反应。紫外线尚有一种催化作用，常使药品的氧化过程加速，由于药品分子内部发生复杂的聚合、缩合等作用，生成颜色不同的物质。这类药物很多情况也很复杂。

容易受空气中氧气影响的药物有易发生光化降解的药物，包括速效降压药硝普钠，吡啶类药物（如硝苯地平、尼群地平、西尼地平、尼莫地平等），维生素类（如水乐维他、维生素 A、维生素 B、维生素 C 及叶酸，尤其是其葡萄糖注射液），噻嗪类药物（如盐酸异丙嗪、盐酸氯丙嗪），喹诺酮类药物（如环丙沙星、左氧氟沙星），易氧化的药物包括酚类药物（分子结构中含有酚羟基，如肾上腺素、异丙肾上腺素、去甲肾上腺素、多巴胺、吗啡、酚磺乙胺等），芳胺药物（如常用抗结核药对氨基水杨酸钠、磺胺类等）；不饱和碳键的药物（如两性霉素 B 等）；抗肿瘤药物（如顺铂）；血管活性药物及其他药物，如氢化可的松、呋塞米、利血平、盐酸普鲁卡因、黄芩素等，含有对光不稳定的结构，在光、金属、氧的作用下，极易氧化降解并可能伴随变色，因此要置于避光容器（指棕色玻璃容器或黑色纸包裹的玻璃容器，或其他不透光的容器）内密闭贮存，在阴凉干燥的暗处存放，防止日光照射。例如吗啡遇光变红色，生成伪吗啡，毒性增加，疗效降低或失效。

（五）时间

储存时间较长是药品变质的重要原因，一些药品如稳定性差的抗生素、缩宫素、生物制品、脏器制剂、胰岛素、细胞色素 C 等随着时间的流逝有效成分含量下降毒性增大。

还有些性质不稳定的剂型如乳剂、水剂、栓剂等时间过长也会影响质量，故对一般的药品也不能存放时间过长，以免发生变质而造成损失。

（六）昆虫和微生物

药品露置空气中，封口不严，微生物（细菌、霉菌、酵母菌等）和昆虫、螨等极易侵入，它们的侵入和繁殖是药品腐败、发酵等变质的一个主要原因。尤其是含有营养性物质（如淀粉、糖类、蛋白质、油脂、生药等）的制剂，如水剂、糖浆剂、胶囊剂、片剂、脏器制剂及中草药制剂等更容易遭受污染、霉变或虫蛀。

药品受微生物和昆虫的侵袭即不能再供药用。如药品发生霉变、虫蛀，注射剂受微生物污染，口服药的瓶子染有大肠埃希菌、活螨、金黄色葡萄球菌，都不得再供药用。

（七）包装容器

包装容器是直接盛装和保护药品的器物，种类很多，质量有别，对药品的影响也不一样。

药品包装及容器对药品的质量影响很大。

玻璃性质稳定，不与氧、二氧化碳等作用，但在溶液中可释放出碱性物质和不溶性脱片。

金属锡、镀锡的铝、铝软管等具有较高的机械强度，牢固、密封性能好，药物不易受污染。但金属的化学稳定性较差，易被氧化剂、酸碱性物质所腐蚀。

塑料是聚氯乙烯、聚苯乙烯、聚乙烯、聚丙烯等一大类高分子聚合物的总称；质轻，耐碰撞，耐腐蚀，价格低廉；最大缺点是有两向穿透性，即容器中的溶液可通过塑料进入环境，周围环境中的物质可通过塑料进入到溶液中影响药物的稳定性。

纸质容器质量轻，具有不同程度的抗震作用，价格低廉，但遇潮、经雨淋易破损。

橡胶被用来做塞子、垫圈、滴头等部件，应注意橡胶塞是否有与主药、抗氧剂和防腐剂相互作用的现象，以确保药品的质量。

1. 药品的物理性质有哪些？

2. 药品的化学性质有哪些？

3. 药品稳定性的定义是什么？包括哪些？

4. 影响药品质量的内在、外在因素有哪些？

5. 在空气中有哪些因素影响药品的质量？其中最影响药品质量的是什么因素？

6. 光线影响药品的质量吗？为什么？

7. 空气的湿度对药品质量有哪些影响？

第十四单元

半固体制剂

第一节　半固体制剂简介

半固体制剂并不是单独一种剂型，而是药剂学里对软膏剂、眼膏剂、凝胶剂和栓剂等几种状态介于固态和液态之间的剂型的综合称谓，多为以皮肤和黏膜为给药途径的透皮给药体系。半固体制剂能在较长的时间内紧贴、黏附或铺展在用药部位上，主要用于局部疾病的治疗，如抗感染、消毒、止痒、止痛和麻醉等。药物作用于表皮或经过表皮渗入表皮下组织，一般并不期望产生全身性作用。

橡胶膏剂、膜剂、传统中药中的膏剂、巴布剂、糊剂等也属于半固体制剂，但是在市场上所占份额极少，本单元只简单介绍。

也有把栓剂归入固体制剂的，本书沿用传统分类方法，将其划归为半固体制剂。

一、软膏剂

软膏剂系指药物与适宜基质均匀混合制成具有适当稠度的半固体外用制剂。软膏剂主要用于局部疾病的治疗，一般并不期望产生全身性作用。

软膏剂主要由药物和基质组成，软膏剂的基质是形成软膏和发挥药效的重要组成部分，除此以外处方组成中还经常加入抗氧剂、防腐剂等以防止药物及基质变质，特别是含有水、不饱和烃类、脂肪类基质时加入这些稳定剂更为重要。

二、眼膏剂

眼膏剂系指供眼用的灭菌软膏。因为用于眼部，所以眼膏剂中的药物必须极细，基质必须纯净。眼膏剂应均匀、细腻，易涂布于眼部，对眼部无刺激性，无细菌污染。为保证药效持久，常用凡士林与羊毛脂等混合油性基质。

眼膏剂常用的基质，一般用凡士林八份，液状石蜡、羊毛脂各一份混合而成。基质中羊毛脂有表面活性作用、具有较强的吸水性和黏附性，使眼膏与泪液容易混合，并易附着于眼黏膜上，药物容易穿透眼膜。用于眼部手术或创伤的眼膏剂应灭菌或无菌操作，且不添加抑菌剂或抗氧剂。

三、凝胶剂

凝胶剂（gel）系指药物与适宜的辅料制成均匀或混悬的透明或半透明的半固体制剂。供内服或外用。凝胶剂有单相凝胶和双相凝胶之分。双相凝胶是由小分子无机药物胶体小粒以网状结构存在于液体中，具有触变性，如氢氧化铝凝胶。局部应用的由有机化合物形成的凝胶剂系指单相凝胶，又分为水性凝胶和油性凝胶。图 14 - 1 为凝胶剂。

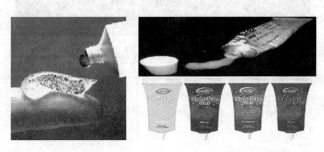

图 14 - 1　凝胶剂

四、栓剂

栓剂亦称坐药或塞剂，中国使用栓剂有悠久的历史，《史记》有类似栓剂的早期记载；栓剂为古老剂型之一，在公元前 1550 年埃及《伊伯氏纸草本》中即有记载。

栓剂（suppository）系指将药物和适宜的基质制成的具有一定形状供腔道给药的固体状外用制剂。栓剂在常温下为固体，塞入人体腔道后，在体温下迅速软化，熔融或溶解于分泌液，逐渐释放药物而产生局部或全身作用。

药物与基质应混合均匀，栓剂外形应完整光滑；塞入腔道后应无刺激性，应能融化、软化或溶解，并与分泌液混合，逐步释放出药物，产生局部或全身作用；并应有适宜的硬度，以免在包装、贮藏或使用时变形。

第二节　半固体制剂的验收

药品批发企业半固体制剂的验收主要是进行外包装的检查，包括包装标签说明书；其次是在不破坏药品内包装的情况下感官检查内包装，如外观检查，主要检查异臭、酸败、霉变及内包装等。如果不符合标准或验收细则，则直接退货或拒收。

由于半固体制剂的包装现多为无缝密封，所以不能进行色泽、颗粒细度、金属性异物、溢漏、重量差异、融变时限、微生物限度等破坏性检查。图 14 - 2 为软膏剂的无缝包装。

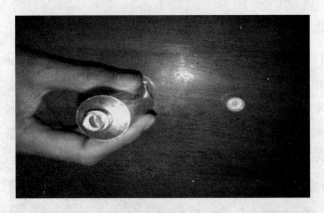

图 14 - 2　软膏剂无缝包装

一、软膏剂

1. 不得有较大的异物。

2. 不得有异臭、酸败、霉变等现象。

3. 封口应严密，不得有漏药现象。管装软膏压尾应平正。

二、栓剂

1. 应无明显融化、走油、出汗现象。

2. 不得有酸败、霉变现象。

3. 每粒的小包装应严密。

4. 栓剂的包装，每个栓剂都要包裹，不得外露；栓剂之间要有间隔，不得互相接触，如图 14 - 3 所示。

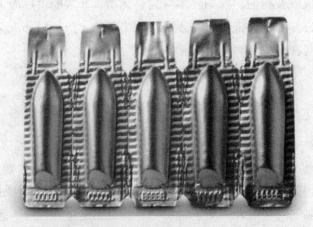

图 14 - 3　栓剂的包装

三、眼膏剂

1. 管体应洁净，无砂眼、破裂等现象。
2. 封口应严密、压尾应平整，不得有漏药现象。

第三节 半固体制剂的质量变异现象及原因

当代制药技术不断进步以及高分子材料的高速发展，使半固体制剂的包装容器和包装技术也得到了很好的发展，现在市场上半固体制剂的包装大多数是锡管、铝管或塑料管等，采用无缝密封，其优点是使用方便，密闭性好，不易污染。所以半固体制剂的密闭性能好，一般不容易受到外界因素的影响。

但是由于半固体制剂中的基质或附加剂种类多，在储存过程中也容易受到基质、药物的性质、贮存的条件（温度、光线、湿度）、容器和包装的形式等因素的影响。用凡士林作为基质的软膏一般比较稳定，但若含有某些不稳定的药物，亦容易变质。用动植物油脂作为基质的软膏易于酸败，光线、空气、温度等均能促使其酸败，故不易保存。乳剂基质、水溶性基质的软膏不稳定，如用塑料管包装，久贮后易失水或霉败。

塑料管质地轻，性质稳定，弹性大而不易破裂，但对气体及水分有一定通透性，且不耐热，易老化。软膏剂所用容器不应与药物或基质发生理化作用，若锡管与软膏成分起作用，可在锡管内涂一层蜂蜡与凡士林（6∶4）的熔合物隔离。铝管内可涂环氧酚醛型树脂保护层，以避免药物与铝管发生作用。

凝胶剂易分层，解冻后不能恢复原状。

因为在临床中栓剂和软膏剂（包括眼膏剂、乳膏剂，下同）在半固体制剂中需求量最大，所以本书主要叙述这两种半固体制剂的质量变异现象。

一、软膏剂

1. 酸败

用动植物油脂类基质制成的软膏剂，受光、热、空气、微生物的影响容易酸败，产生败油臭，如含水量过多或温度过高更容易发生。

2. 流油发硬

如加入石蜡或蜂蜡等熔点较高的基质或用量过多时，就会使软膏剂发硬；使用熔点较低的基质如液状石蜡或用量过多就会流油；储存中温度过低会使含油脂性基质的软膏剂发硬，温度过高融化流油。

3. 分离

含不溶性药物的油脂性基质的软膏剂，受热后基质熔化变稀，药物沉于底部而分离。含松馏油的软膏储于冷处也会发生分离。用乳剂型基质、水溶性基质的软膏剂，久储或受冻后，易使其中水分与基质分离，失去均匀性。

4. 生霉

乳剂型基质、水溶性基质、中草药软膏剂等制剂，因含水分，防腐性差，容易生霉产生异臭。

5. 变色

某些不稳定药物制成的软膏剂，容易受空气、光线、温度以及自身理化性质的影响而变色。如磺胺类软膏剂遇光颜色变暗，水杨酸类软膏剂遇光、接触金属容易氧化变成红色，氯化氨基汞眼膏遇光线、空气析出金属汞，使颜色变黑，毒性、刺激性增加。

6. 变质失效

重金属盐制成的软膏剂等制剂在储存过程中被氧化还原，颜色变化，药效丧失，甚至毒性增加；抗生素类软膏剂久储后疗效下降；避孕药膏中醋酸苯汞因基质含水，容易分解失效。

二、栓剂

1. 软化变形

栓剂由于基质的性质和使用的需要，需要在体温条件下融化软化，因此栓剂储存温度过高或受潮后都能引起软化变形或融化走油。

2. 出汗

水溶性基质的栓剂（如甘油栓和以甘油明胶 PEG 为基质的栓剂）具有引湿性，吸潮后表面附有水珠，俗称出汗，栓剂软化或变成不透明。

3. 干化

久储或气候干燥，栓剂基质中的水分蒸发，使栓剂出现干化现象。

4. 酸败

栓剂久储后，基质受外界因素影响分解变质而酸败，从而产生较大的刺激性，或因微生物繁殖而腐败。

第四节　半固体制剂的储存养护

对于半固体制剂来说，由于基质种类多，药物与基质之间的相互作用，很多药物存在挥发性，所以半固体制剂一般应该储存在阴凉库、避光为宜。

一、栓剂

栓剂由于基质之特性，易受温度、湿度的影响而发生熔化走油、软化变形等质量变异现象，因此栓剂在贮存期间应充分注意防热、防潮、防干燥为主，具体保管方法如下。

1. 栓剂一般应存放于干燥凉处或阴凉库贮存。

2. 防止重压。

3. 贮存时间不宜过长，以免腐败、酸败。

4. 防污染。因栓剂为体腔内用药，保管中还应注意清洁卫生，防止异物、微生物的污染。

5. 避光。对受热易熔化，遇光易变色的栓剂，如避孕栓、安钠素栓，应密闭、避光在凉处保存。

6. 油脂性基质的栓剂应格外注意避热，最好放在冰箱中。甘油明胶类水溶性基质的栓剂，应密闭、低温贮存。

二、软膏剂

1. 一般软膏剂都应密闭在阴凉库保存。乳剂基质和水溶性基质制成的软膏，冬季还应防冻、避热保存，以免水分与基质分离，失去均匀性。

2. 软膏剂中含有不稳定的药物或基质时，除应根据它们的性质加强保管外，还应掌握"先产先出"，避免久贮。

3. 有"效期"规定的软膏剂，如抗菌类软膏、避孕软膏等，应严格掌握"先产先出，近期先出"，防止过期失效。

4. 具有特殊臭味的软膏剂，如碘仿软膏、黑豆馏油软膏、复方松馏油软膏等，应置凉处，并与一般药物隔离存放，以防串味。

5. 眼用软膏的包装已经过灭菌，保管中不应随便启开，以防微生物污染。

6. 根据软膏包装容器的特点，保管中尚需注意以下几点。

（1）锡管装　已具备避光、密闭的条件，在30℃以下存放即可，但在储运中要防止重压，堆码不宜过高，以防锡管受压发生变形或破裂。

（2）塑料管装　因质软、有透气性，装有亲水性基质、水溶性基质的软膏在南方潮热地区多不稳定，保管中应注意避光，避免重压与久贮。

（3）玻璃瓶装　棕色瓶装的已达避光要求，可密闭在干燥处保存，若系无色玻璃瓶装必要时还要考虑避光，储运中应防止重摔，并不得倒置侧放，以免破碎、流油。

（4）扁形金属盒或塑料盒　已达避光要求，可密闭置干燥处，储运中应防止重压，亦不得倒置侧放，以免包装变形或流油。

1. 半固体制剂有哪些？你还知道哪些剂型属于半固体制剂？

2. 简述水溶性基质和油溶性基质的特点。

3. 半固体制剂的质量变异现象有哪些？如何加强养护？

4. 请你从网络上搜索一个半固体制剂的真伪鉴别方法，并下载。

5. 请你从网络上搜索出半固体制剂质量变异的图片，并下载。

6. 有很多半固体制剂既属于药品，也属于化妆品，请你从网络上找出一个药品品种的半固体制剂及其对应的非药品品种。

第十五单元

片 剂

片剂（tablet）系指药物与辅料混合均匀后经制粒或不经制粒压制成的片状或异型片状制剂，可供内服和外用，是目前临床应用最广泛的剂型之一。

片剂由两大部分构成，一部分是发挥治疗作用的药物（即主药），另一部分是辅料，为片剂中除药物以外一切物质的总称，亦称赋型剂，为非治疗物质。常用辅料包括填充剂、润湿剂、黏合剂、崩解剂、润滑剂、着色剂等。

第一节　片剂的验收

一、压制片的验收

主要是进行外包装的验收，在不破坏内包装的情况下凭感官（主要是眼观、耳听、鼻闻等）进行外观检查，包括色泽、斑点、异物、麻面、吸潮、粘连、溶化、发霉、结晶析出、边缘不整、松片、装量及包装等。含生药、脏器及蛋白质类药物的制剂还应检查有无虫蛀、异臭等。

二、包衣片的验收

主要是外观及包装检查，包括色泽、黑点、斑点、异物、花斑、瘪片、异形片、龟裂、爆裂、脱壳、掉皮、膨胀、溶化、粘连、霉变、片芯变色、变软及包装等。

第二节　片剂质量变异现象与原因

一、一般压制片

在片剂制造工艺工程中，除主药以外常需要加入各种辅料，如淀粉、糊精、纤维素、糖粉等，这些辅料的选择和使用对片剂的质量影响很大；另外，片剂的制造工艺、包装容器、主药的性质以及与辅料的相互作用、运输过程、储存条件、时间等也可影响片剂质量。

（一）生产过程中的质量问题

1. 裂片和松片

裂片：片剂受到震动或经放置从腰间裂开或顶部脱落一层的现象称为裂片。

松片：将药片置于中指与食指间，用拇指轻轻压即行碎裂。

图 15 – 1 为裂片和松片。

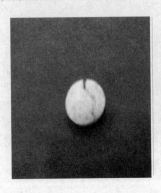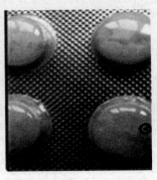

图 15 – 1　裂片和松片

2. 黏冲

片剂的表面被冲头粘去一薄层或一小部分，造成片面粗糙不平或有凹痕的现象。

3. 毛边（缺边）和飞边

毛边：片子边缘有缺口。

飞边：药片的边缘高过片面而突出，形成不整齐的薄边。

卷边：系指冲头与模圈碰撞，使冲头卷边，片剂表面出现半圆形的刻痕。

4. 麻面与花斑、暗斑、黑点

麻面：片剂表面粗糙不平或有凹陷的现象。

花斑：片面呈现较明显的斑点。

暗斑：系指片面若隐若现的斑点。

黑点：片剂表面出现黑色的斑点

图 15 – 2 为黏冲、黑点和花斑。

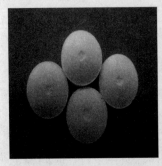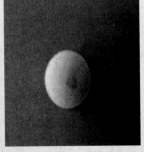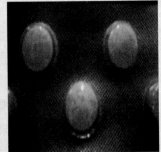

图 15 – 2　黏冲、黑点和花斑

以上是压片过程中常出现的药品外观质量问题，凭肉眼观察；其他如崩解迟缓、片重差异超限、溶出超限、片剂含量不均匀等均要通过实验室检验才能确定，不属于肉眼观察范围。

（二）储存运输过程中的质量问题

发霉虫蛀：片剂包装不善储存不当，吸潮受热后常引起微生物繁殖而霉变，如有营养物质的片剂，化学药物片剂因添加淀粉、糊精、糖粉等辅料受潮后也可生霉。抗生素、磺胺类药物因为对霉菌无抑制作用，也可生霉。此外，含有生药、动物脏器以及蛋白质类的药物片剂，吸潮后除容易发生松片霉变外，还可生虫或异臭等。

图 15 - 3 为片剂生虫，图 15 - 4 为片剂生霉。

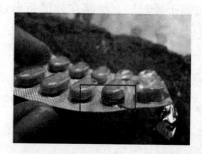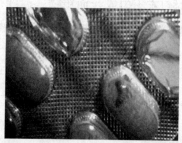

图 15 - 3　片剂生虫

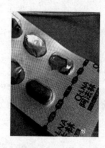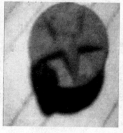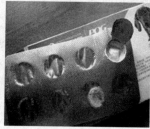

图 15 - 4　片剂生霉

析出结晶：含有挥发性药物的片剂，受热后药物挥发出来的蒸气遇冷又变成结晶析出，黏附在片剂的表面或瓶壁上，如含有薄荷脑、冰片的片剂。有些片剂，在储存过程中发生了化学变化产生了新的物质也可析出结晶，如阿司匹林片吸潮后水解析出的水杨酸针状结晶吸附在片剂表面或瓶壁上。

粘连溶（熔）化：含有吸潮性或受热易溶（熔）化药物的片剂，如复方甘草片吸潮后颜色逐渐变深，粘连成团。含较多糖分的片剂，吸潮受热后易溶（熔）化粘连，如三溴片极易吸潮熔化。

细菌污染：片剂在制造时操作污染或包装不洁、瓶内填充物消毒不彻底等，常容易引起严重的细菌污染而外观一般不容易变化。中草药片剂染菌现象比化学药物严重。

二、包衣片

包衣片在制造时比一般压制片操作复杂，需要先压片芯然后包衣，制造过程中对操作工艺和原辅料要求较严格，操作不慎、原辅料比例不当等均可直接影响包衣质量，同时储存条件对包衣片质量的影响也比较明显。

1. 褪色

较常见，制造时片芯及包衣片层不够干燥或包衣片受潮以及长时间暴露于光线下，均能引起色素发生氧化色泽减退。

2. 花斑或色泽不均

在制造时包衣不匀或片面粗糙，温度过高干燥过快，糖浆在片面析出过快，包衣未经干燥即加蜡打光等，会使片面出现上述现象。

3. 龟裂与爆裂

片面或边缘发生裂纹甚至部分包衣裂掉。包糖衣时糖浆与滑石粉用量不当，温度高，干燥快，使片面留有裂缝，或糖质量差糖粉过分干燥，均可使片面发生裂纹或开裂。

4. 露边与麻面

制造过程中包衣物料用量不当，温度过高干燥过快等造成。

5. 起泡皱皮与脱落

制备中固化条件不当，干燥过快，不同片剂表面与衣料特性影响黏着性，包衣之间的加料间隔果断或包衣物料浓度不当，均可引起上述现象。

6. 片面不够光亮

包衣片受潮或制造时进行打光的包衣片干燥不当，粗糙以及打光不充分，都会造成片面色泽不够光亮。

7. 片芯变色

某些药物性质不稳定，片剂逐渐发生氧化而表面无变化，如硫酸亚铁片片芯变棕黄色，对氨基水杨酸钠片片芯变红褐色，不可供药用。

由此可见，包衣片的质量变异与制造过程、制造工艺、药物与辅料之间的关系、温度等有着很密切的关系，由于储存运输时间相对于制造包装的滞后，包衣片在储存运输过程中会出现以上现象以及粘连、融化、霉变等。

第三节　片剂的储存保管

一、温度、湿度

片剂一般储存于常温库（0~30℃），但是不能一概而论，要按照药品包装上标注的"贮藏"项目进行储存与养护。

二、防潮

片剂除含主药外，尚含有比重最大的辅料如淀粉纤维素等赋形剂，在湿度较大时，淀粉等辅料易吸收水分，可使片剂发生质量变异，产生碎片、潮解、粘连、发霉变质等现象，因此湿度对片剂质量影响最大；其次温度、光线也可促使某些片剂变质失效。

片剂的保管与养护主要是防潮，密封在干燥处保存，库房湿度要求均在 35% ～ 75%，南方梅雨季节相对湿度多超过 75%，需做好防潮准备。

糖衣片吸潮后易产生花斑变色，无光泽，严重的产生粘连、膨胀、霉变等现象，因此包衣片保管要求比一般压制片严格，需要干燥密封凉处保存，尤其是有生药、脏器制剂、蛋白质类片剂，如洋地黄片、干酵母片、胃蛋白酶片等特别容易吸潮，所以要特别注意防潮。

含糖片等因有大量糖粉（如钙糖片、口含片等）吸潮受热后容易融化变形，某些片剂如三溴片、阿司匹林片、碘化钾片等吸潮后容易变色粘连融化，应密封，干燥凉处保存。

三、避光

某些片剂的有效成分对光线敏感，受光照射而变质，应避光保存，如磺胺类片剂、维生素 C 片、硫酸亚铁片、对氨基水杨酸钠片、环磷酰胺片、苯海拉明片等，均需要避光。

四、防热

某些含有挥发性药物的片剂，受热药物挥发成分损失，有效成分含量下降，影响药物疗效，如西瓜霜含片、薄荷片、人丹等要注意防热。

五、隔离存放

内服片剂、外用片剂、环境卫生消毒片等，需要分开储存，以免混淆拿错；有特殊气味的片剂也应与其他片剂分开存放，以免串味。

六、时间

抗生素类、某些生化制剂由于性质不稳定，特别是随着储存时间的延长疗效会逐渐下降，因此这些药物需要注意有效期，及时填报"药品催销表"等。

实 训

1. 片剂的定义？

2. 片剂的赋形剂有哪些？

3. 片剂的优缺点有哪些？

4. 片剂的种类有哪些？你还能说出哪些片剂种类？

5. 片剂质量变异现象有哪些？

6. 在储存过程中如何加强片剂的养护？

7. 请你从网络上搜索出片剂质量变异的图片，并下载。

8. 请你从网络上搜索出某一片剂品种的真伪鉴别方法。

9. 有很多片剂有可能属于药品，有可能属于消毒品，也有可能属于化妆品或保健食品，如维生素 C 片既有可能是药品，也有可能是保健食品。请你列举类似的品种两例。

第十六单元

散剂与颗粒剂

第一节 散剂与颗粒剂简介

一、定义

散剂（powder）也称粉剂，系指一种或多种药物与适宜的辅料经粉碎、均匀混合制成的干燥粉末状制剂，可供内服也可外用。

颗粒剂（granules）是将药物与适宜的辅料配合而制成的颗粒状制剂，一般分为可溶性颗粒剂、混悬型颗粒剂和泡腾性颗粒剂，只供内服。

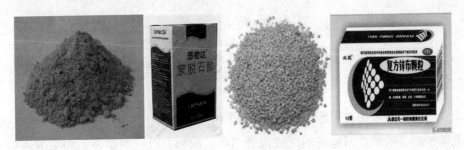

图 16-1　散剂与颗粒剂

二、分类

（一）散剂

1. 按医疗用途分为内服散剂与外用散剂两大类。

2. 按药物组成分为单味散剂（俗称"粉"，由单味药制得，如川贝粉）与复方散剂（由两种以上药物制成）。

3. 按药物性质分为含毒性药散剂，如六一散；含液体成分散剂，如蛇胆川贝散等；含低共熔（两种或两种以上药物混合后出现润湿或液化现象）组分散剂，如痱子粉等。

4. 按剂量分为剂量型散剂（系将散剂分成单剂量，由患者按包服用的散剂）、非剂量型散剂（系以总剂量形式包装，由患者按医嘱自己分取剂量应用的散剂）。

此外，也可按散剂的成分或性质不同，将散剂分为：剧毒药散剂、浸膏散剂、泡腾散剂等。

（二）颗粒剂

颗粒剂可分为可溶颗粒（通俗称为颗粒）、混悬颗粒、泡腾颗粒、肠溶颗粒、缓释颗粒和控释颗粒等，若粒径在 $105 \sim 500 \mu m$ 范围内，又称为细粒剂。

第二节　散剂与颗粒剂的验收

在感官检查范围内，在不对药品内外包装进行破坏性拆签的前提下，抽查散剂和颗粒剂，感官检查散剂应干燥、疏松，必须粉碎恰当、混合均匀、色泽一致、装量准确、质量稳定，检查应无色点，更不允许有异物。袋装散剂用手摸，瓶装散剂上下翻转，应干燥疏松、无吸潮结块、熔化等现象。取纸袋或塑料袋包装的样品 10 袋，将药袋平放，用两手指横敲数下，不得有药粉喷出。

颗粒剂应干燥，粒径均一，色泽一致，无吸潮、软化、结块、潮解等现象。包装封口要严密，袋装的颗粒剂应无破裂、漏药。气味方面有无该药特殊的芳香剂气味和异臭等。

第三节　散剂与颗粒剂的质量变异及原因

一、吸潮

由于药物粉碎后比表面积增大，散剂、颗粒剂的吸湿性较强，散剂比颗粒剂更强，复方散剂最容易吸潮。因包装问题或保管不妥，散剂、颗粒剂中药物粉末吸潮后可发生多种变化，如湿润、散剂失去流动性、结块等物理变化；有的因吸潮发生变色、分解或效价降低等化学变化以及发生微生物污染等生物学变化而不可供药用。

二、变色

有些散剂因包装及保管不当，遇光、热、空气或吸潮易氧化分解变色。如磺胺类药物散剂（外用消炎粉等）在光照的情况下会逐渐变黄。

三、异臭异味

有些散剂、颗粒剂因其主药含有生化或中药成分，吸潮、受热后可产生霉味和异臭，如复方胰酶散、鞣酸蛋白散等。有些散剂、颗粒剂主药性质不稳定，吸潮受热后发生分解产生相应的臭气，如含有乙酰水杨酸的散剂吸潮后由于乙酰水杨酸水解而产生醋酸臭；含氨茶碱的散剂遇热或空气氧化，放出强烈氨臭。

四、霉变虫蛀

含有蛋白质、淀粉、胶质、糖类或生化药品的散剂、颗粒剂，吸潮后尚可发生霉变、生虫或产生异臭。中药散剂、颗粒剂吸潮后尤易发霉生虫。

五、串味分层

有些散剂内含有挥发性成分（如薄荷脑、冰片、薄荷油、樟脑等），久储或受热后易挥发串味，使药物含量减少而影响其药效；一些复方散剂受运输震动的影响，密度不同的成分发生流动，密度大的下沉从而发生分层现象，破坏了散剂的均匀性，造成用药剂量不准。

六、微生物污染

散剂、颗粒剂在制造、包装、储存过程中，杂菌和霉菌的污染情况往往比其他制剂容易发生且严重，中药散剂染菌更为突出，对患者造成严重危害。

第四节 散剂与颗粒剂的储存保管

散剂、颗粒剂在储存过程中，空气、温度、湿度、光线及微生物等对其质量都有一定的影响，其中以湿度影响最大。因为散剂、颗粒剂的分散度大，比表面积大，与日光中的紫外线和空气中的水蒸气和氧气接触面积大，因此散剂颗粒剂吸湿性比较显著，吸潮后散剂发生湿润、失去流动性、结块、颗粒剂出现粘连等物理变化，或变色、变质、效价降低等化学变化，或微生物污染等生物变化。

因此在散剂、颗粒剂的储存保管中防潮是关键，应在干燥处密闭保存。

一、防潮

散剂、颗粒剂分散度较大，吸湿性能较强，吸潮后常使药物结块粘连，包装上有痕印，尤其有些散剂和颗粒剂中含有糖分，所以要注意防潮。

二、避光

有些散剂、颗粒剂含有不稳定成分，遇光易氧化分解变色变质，如含磺胺类药物的散剂遇光线照射后逐渐变色失效，应避光密封，在干燥处保存。

三、防热

含糖粉的散剂、颗粒剂、中草药散剂、颗粒剂或生化药品散剂、颗粒剂，吸潮受热易发生虫蛀、生霉现象。含挥发性药物及含结晶水药物成分的散剂受热后更容易挥发散失，造成药效降低。这些药物应特别注意防热，应密封在容器中置干燥阴凉处保存。

四、隔离存放

有特殊臭味的散剂应与其他药品隔开存放，以防串味。属于特殊管理药品的散剂应专柜、专库存放。此外在散剂的储存过程中应避免重压、撞击，以防包装破裂造成漏粉，并注意防虫蛀鼠咬。在储存中还要对引湿性强的散剂经常做重点检查。

实　训

1. 散剂和颗粒剂的定义是什么？
2. 试比较散剂和颗粒剂的异同点。
3. 散剂和颗粒剂在储存过程中容易发生哪些质量变异现象？
4. 如何加强散剂、颗粒剂在储存过程中的养护？
5. 散剂、颗粒剂的优缺点有哪些？
6. 请你从网络上搜索出散剂、颗粒剂的质量变异现象，并下载。
7. 请你从网络上搜索出某一散剂品种的真伪鉴别方法。

第十七单元

胶 囊 剂

第一节 胶囊剂简介

一、胶囊剂的定义

胶囊剂（capsule）系指将药物填装于空心胶囊中或密封于弹性软质胶囊中而制成的固体制剂，构成上述空心硬质胶囊壳或弹性软质胶囊壳的材料是明胶、甘油、水以及其他药用材料，但各成分的比例不尽相同，制备方法也不同。一般供口服，也有用于其他部位的，如直肠、阴道、植入等。

目前胶囊剂是临床口服给药最常用的剂型之一，品种数仅次于注射剂、片剂而居第三位。

二、空心胶囊

空心胶囊一般以明胶为主要原料，由动物骨、皮水解而制得。

为改善空心胶囊性质，往往加入适量的增塑剂、遮光剂和防腐剂等。明胶易吸湿或易脱水，加入羧甲基纤维素钠（CMC－Na）、羟丙基纤维素（HPC）、山梨醇或甘油可增加空心胶囊的可塑性和弹性。加入琼脂能增加胶液的胶冻力。加入十二烷基硫酸钠能增加空心胶囊的光泽。为了防止空心胶囊在贮存中发生霉变，加入适量的防腐剂（尼泊金等）。加入 2% ~3% 的二氧化钛可作遮光剂，制得的空心胶囊适于填充光敏药物。为美观和便于识别，还可加入芳香矫味剂、食用色素等。

空心胶囊和明胶都属于药用辅料类。

三、胶囊剂的分类

（一）根据囊壳的差别分类

根据囊壳的差别，胶囊剂分为硬胶囊和软胶囊（亦称为胶丸）两大类。

1. 硬胶囊剂（hard capsule）

硬胶囊剂是将一定量的药物（或药材提取物）及适当的辅料（也可不加辅料）制成均匀的粉末或颗粒，填装于空心硬胶囊中而制成。有中药硬胶囊和化学药品硬胶囊。

硬胶囊应用较为广泛。根据药物剂量的大小，可选用规格为 000、00、0、1、2、3、4、5 的 8 种硬胶囊。硬胶囊剂的溶解时限优于丸剂、片剂，并可通过选用不同特性的囊材以达到定位、定时、定量释放药物的目的，如肠溶胶囊、直肠用胶囊、阴道用胶囊等。

2. 软胶囊剂（soft capsule）

软胶囊剂又称胶丸，是将一定量的药物（或药材提取物）溶于适当辅料中，再用压制法（或滴制法）使之密封于球形或橄榄形的软质胶囊中。用压制法制成的，中间往往有压缝，称为有缝胶丸；用滴制法制成的，呈圆球形而无缝，称为无缝胶丸。软胶囊剂服用方便，起效迅速，服用量少，适用于多种病症，如藿香正气软胶囊等。

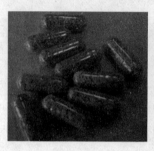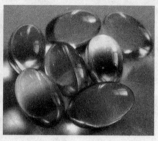

图 17-1　硬胶囊和软胶囊

（二）根据临床用途分类

胶囊剂通常口服给药，根据不同临床用途，还可制备特殊类型的胶囊剂，如肠溶胶囊、缓释胶囊、泡腾胶囊、吸入用胶囊和供腔道用胶囊等。

第二节　胶囊剂的验收

药品批发企业胶囊剂的验收主要也是进行外包装的检查验收，在不破坏和不影响内在质量的前提下进行抽样及外观检查。

主要检查色泽、漏药、破裂、变形、粘连、异臭、霉变、生虫及包装等。软胶囊（胶丸）还应检查气泡及畸形丸。

一、形状

1. 胶囊外形大小、是否特异规格，软胶囊常为球形、橄榄形等形状。

2. 应无瘪粒、变形、膨胀等现象，胶囊壳应不脆化，软胶囊无破裂漏油现象。有的假药胶囊壳较脆，易碎。

3. 硬胶囊接口咬合情况应良好，无明显不配套现象，软胶囊接口应平滑，形体应规则。

二、色泽

1. 颜色应均匀，无色斑、褪色、变色现象。
2. 胶囊壳内应无杂质。
3. 是否属双色、是否透明。

三、胶囊印字

1. 颜色应均匀、一致，印字是否清晰、掉色。
2. 字体字型字号、图形有无特征。

四、其他

霉变、染螨、软化、粘连、漏粉、硬化、砂眼、虫蛀等。

图 17-2 胶丸出现气泡，硬胶囊出现粘连的现象。

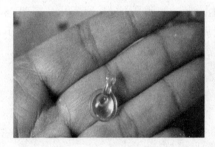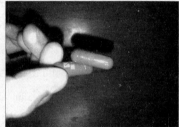

图 17-2　胶丸气泡及胶囊粘连

第三节　胶囊剂的质量变异及原因

空心胶囊的主要原料明胶中含有水分，在制造、储存、养护、运输过程中，由于明胶中水分含量与空气中水分含量不对等，从而容易发生水分的扩散。当空气中水分含量远大于明胶中所含水分，空气中水分就向囊壳上扩散，导致囊材黏软变形；当空气中水分含量远小于明胶中所含水分，囊壳中水分就向空气中扩散，从而导致胶囊含水量下降。

辅料的性质以及所填充的药物也影响胶囊的性质，进而影响药品的储存与养护。

胶囊剂对高温、高湿不稳定。在温度 22～24℃，相对湿度大于 60% 的环境中，胶囊含水量可达 17.4%，胶囊变软，发黏而膨胀，容易滋长微生物。温度超过 25℃，相对湿度大于 45% 时，影响更为明显，甚至发生溶化。胶囊内容物含水量应予控制，在大于 5% 时，或分装入液态物，会软化胶囊而使胶囊变软。过分干燥的贮存环境可使胶囊的水分失去而脆裂。在高温、高湿条件下贮存的胶囊，其崩解时限会延长，药物的溶出和吸收受到影响。

为了增加胶囊剂在贮存过程中的稳定性，选择合适的包装和贮存条件非常重要。通常，胶囊剂采用玻璃瓶、塑料瓶或泡罩式、窄条形包装，密闭并置于阴凉干燥处保存。温度 25℃，相对湿度不超过 45% 为最佳贮存条件。

胶囊剂在储存与养护过程中最主要的质量变异现象如下。

一、漏粉

硬胶囊在制备及储存过程中过于干燥，导致囊壳含水量下降，脆性增加，容易引起脆裂；高温高湿交替导致胶囊变脆裂开；空心胶囊锁口不紧，运输中出现抖动；包装物的防潮、遮光性能不好或松紧不适；滑石粉过多等均可造成胶囊破裂而漏粉。

二、漏液

软胶囊制造工艺难度大，囊壳配方、内容物配方亲水亲油的比例、烘干工艺、包装材料透水透气防潮性等都影响胶丸漏油漏液，如明胶质量不够好，料液与胶皮发生反应，制备过程中干燥过快，溶剂处理不好造成成品漏油；如液态药物含水过高能使囊材软化或溶解，液态药物 pH 偏碱性导致明胶水解或变性，胶液黏度过低、存放时间过长，明胶甘油质量及二者比例问题都会导致漏液。所以情况非常复杂。

漏油漏液的胶丸易受污染、氧化而发霉、酸败。

图 17-3 中硬胶囊出现漏粉现象，软胶囊出现漏油现象。

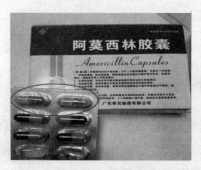 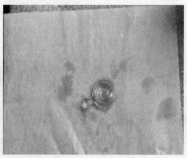

图 17-3　硬胶囊漏粉及软胶囊漏油

三、黏软变形，霉变生虫

软硬胶囊如制备不当、包装不严或储存不当，都可因吸潮、受热而发生黏软、发胖、变形、甚至生霉变质。装有生药或脏器制剂、含有营养物质的胶囊吸潮受热后还易霉变、生虫、产生异臭。图 17-4 为胶囊内生虫。

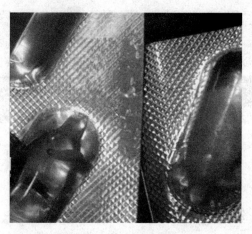

图 17 - 4　胶囊霉变生虫

第四节　胶囊剂的储存保管

1. 胶囊剂的储存保管与养护要点主要是控制温度、湿度，最佳贮存条件是不高于 20℃的阴凉库，相对湿度 35%～75%。胶囊在受热、吸潮以后容易粘连、变形或破裂。故一般胶囊剂、有颜色的胶囊都应密封，储存于干燥凉处，防潮、防热为主，但也不宜过分干燥，以免胶囊中的水分过少、脆性增加而发生脆裂漏粉。

2. 装有生药或脏器制剂的胶囊剂（如羚羊角胶囊、蜂王浆胶囊等）吸潮、受热后，易发霉、生虫、发臭，因此更要特别注意防潮、防热，将其密封于干燥的凉处保存。

3. 抗生素类胶囊（如头孢氨苄胶囊、头孢地尼胶囊等）吸潮、受热后易使效价下降，也要特别注意防潮、防热，将其密封，置于干燥凉暗处。

4. 胶囊剂应避光保存，以免出现变色、色泽不均匀等变质现象。如维生素 AD 胶丸、辅酶 Q_{10} 胶囊等，遇光有效成分易被氧化，颜色变深而失效，故应避光保存。

1. 胶囊剂的定义是什么？分为哪几类？

2. 胶囊剂的优缺点有哪些？

3. 搜索课外资料，找出空心胶囊的特点。

4. 搜索课外资料，找出有哪些新型胶囊。

5. 试简述胶囊剂在储存过程中出现的质量变异现象。

6. 如何在储存过程中加强对胶囊剂的养护？

7. 请你从网络上搜索出胶囊剂质量的变异图片，并下载。

8. 请你从网络上搜索出某一胶囊剂品种的真伪鉴别方法。

第十八单元

丸剂和滴丸剂

第一节　丸剂和滴丸剂简介

一、丸剂

丸剂俗称丸药，系指药材细粉或药材提取物加适宜的黏合剂或其他辅料制成的球形或类球形制剂，是中成药中最常见的剂型。丸剂品种在《中国药典》2010年版中药成方制剂中约占40%，比例最大。

传统的丸剂作用迟缓，多用于慢性病的治疗，某些新型丸剂可用于急救，可缓和某些药物的毒性和不良反应，可减缓某些药物成分的挥散。

二、滴丸剂

是指固体或液体药物与适宜的基质加热熔融后溶解、乳化或混悬在基质中，再滴入互不混溶、互不作用的冷凝液中，由于表面张力的作用使液滴收缩成球状而制成的制剂。主要供口服，亦可供外用和眼、耳、鼻、直肠、阴道等局部使用。

第二节　丸剂和滴丸剂的验收

丸剂和滴丸剂的验收仍然遵循药品流通企业化学药品的验收方式，主要是对药品外包装的检查，但是由于丸剂和滴丸剂的包装比较特殊，容易变质，所以在感官验收时要特别注意丸剂外观质量，但不必进行水分、重量差异、装量差异、融变时限、微生物限度的检查。

一、丸剂

外观及包装检查主要检查圆整均匀，色泽一致，无粘连，大蜜丸、小蜜丸应细腻滋润，软硬适中，无皱皮、无异物。水丸应大小均匀，光圆平整，无粗糙纹，包装密封严密，无霉变、生虫。蜡丸表面应光滑、无裂纹，丸内不得有蜡点和颗粒。

二、滴丸剂

主要检查色泽、吸潮、粘连、异臭、霉变、畸形丸及包装等。

第三节 丸剂和滴丸剂的质量变异现象及原因

一、丸剂和滴丸剂的包装

大、小蜜丸及浓缩丸常装于塑料球壳内，壳外再用蜡层固封或用蜡纸包裹，装于蜡浸过的纸盒内，盒外再浸蜡，密封防潮。大蜜丸也选用泡罩式铝塑材料包装，如图18-1为塑料壳包装及泡罩铝塑包装的丸剂。

含芳香挥发性或贵重细料药可采用蜡壳固封，再装入金属、帛或纸盒中。丸剂应密封储存，蜡丸应密封并置阴凉干燥处储存。

滴丸剂包装应严密，一般采用玻璃瓶或瓷瓶包装，亦有用铝塑复合材料等包装的。除另有规定外，滴丸剂应密封储存，防止受潮、发霉、变质。

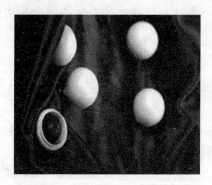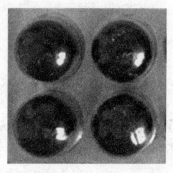

图18-1 塑料壳包装及泡罩铝塑包装的丸剂

二、质量变异现象

丸剂由于含有中药材，所以容易发生变形、变色、虫蛀、发霉或臭味等。

1. 虫蛀

蜜丸、水丸在储存中均容易发生虫蛀。蜜丸生虫一般先从表面开始，逐渐向里扩散，形成蛀洞，并有排泄物产生，留意观察容易发现，但水丸生虫与蜜丸有所不同，其发展较快，一般先从内部开始逐渐向外扩展，表面虫口微小，不易发现，所以有些表面看来尚好，但实质已经变得松泡，手捻易碎。在检查时应仔细观察袋内有无虫痕、虫粉等异物。如图18-2蜡丸在储存养护过程中出现黄褐色异物。

2. 发霉

蜜丸、水丸发霉时表面均出现潮湿并微有黏性。蜜丸逐渐出现微小的白点，甚者出现圆片状白膜。水丸色泽变深，继而出现白绿色的白斑或菌丝，或在瓶口处有一层白色粉尘物，均有异味。此外，有些蜜丸因为保管不当还会出现干硬皱皮以致脱壳、返砂、色泽不一、挥发走位等现象。此时应根据变异情况，挑选完好者，从速使用。

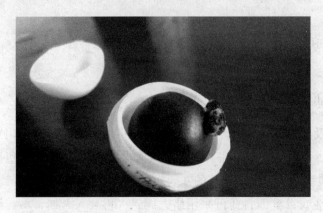

图18－2　蜡丸出现黄褐色异物

3. 蜜丸的质量变异

在储存过程中，会变硬、皱皮或脱皮（表面呈现皱褶），返砂（蜜丸中有糖等结晶析出），空心（当将蜜丸掰开时，在其中心有一个小空隙，常见饴糖状物析出）、发霉或生虫等。

第四节　丸剂的储存保管

丸剂保管养护宜选择干燥阴凉的库房（阴凉库）储存，库温不超过28℃，安全相对湿度不过70%，因此一般储存在常温库或阴凉库中。

一、防虫蛀

虫蛀与中药材的性质及在生产、运输、贮存中受到污染等因素有关，一旦遇到适宜的气候环境就会发生。易虫蛀的常见剂型有含糖、蛋白质、脂肪较多的丸剂、蜜丸、水丸等。

二、防霉变

易霉变的常见剂型有蜜丸和含糖、蛋白质、脂肪较多的丸剂。

三、防挥发

含芳香挥发性成分的丸剂受热和受日光的长期照射容易分解。

四、防潮

中药丸大都用蜂蜜和药物制成。由于蜂蜜用量较大，而药粉吸湿性又强，容易变质，所以储藏时也应以防潮及防虫为主。可用玻璃瓶盛装密封后，放在阴凉、通风、干燥处。同时还要防止高温及微生物污染。

五、先进先出

丸剂储存期短，在入库前对药品包装进行严格的验收，根据先进先出的原则，以缩短药品的储存日期，及时填报"药品催销表"。

1. 丸剂的定义和特点是什么？
2. 丸剂的种类有哪些？
3. 滴丸剂的定义和优缺点是什么？
4. 丸剂在储存过程中容易发生哪些质量变异现象？
5. 在储存过程中如何加强对丸剂的养护？
6. 请你从网络上搜索丸剂的质量变异现象，并下载图片。
7. 请你从网络上搜索出某一丸剂品种（尤其是中药保护品种）的真伪鉴别方法。

注 射 剂

第一节 注射剂简介

一、定义

注射剂（injection）系指药物制成的供注入体内的灭菌溶液、乳状液、混悬液，以及供临用前配成溶液或混悬液的无菌粉末或浓溶液。

二、分类

（一）按分散系统分类

1. 溶液型注射剂

对于易溶于水而且在水溶液中稳定的药物，制成溶液型注射剂，如常见的氯化钠注射液、葡萄糖注射液、维生素 C 注射液、左氧氟沙星注射液等。

注射用浓溶液指的是药物制成的供临用前稀释用于静脉滴注的无菌浓溶液，比如常见的氯化钾浓溶液，属于高危药品，必须在临用前稀释使用，否则会造成严重的后果。

2. 注射用无菌粉末

指的是将供注射用的无菌粉末状药物装入适宜的容器中，临用前以适宜的无菌溶液配制成澄清溶液或均匀混悬液。这类制剂俗称粉针剂，适用于在溶液中不稳定的药物，常见大部分抗生素注射剂都是粉针剂，如红霉素、头孢唑林粉针剂、遇水不稳定的药物青霉素和 α-糜蛋白酶等粉针剂。

3. 混悬型注射剂

适用于在水中难溶的固体药物或者是需要延长作用时间的固体药物，可制成水或油的混悬液，用前需要摇匀，如复方倍他米松注射液、醋酸可的松注射液等，主要用于局部或肌内注射，多为长效剂型。图 19-1 为混悬型注射液。

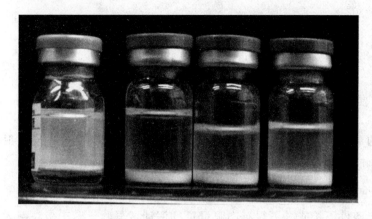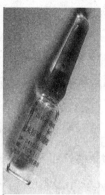

图 19 - 1　混悬型注射液

4. 乳剂型注射剂

用于制备不溶于水的液体药物，如维丁胶性钙注射液和静脉注射脂肪乳剂等。图 19 - 2 为静脉注射用脂肪乳剂。

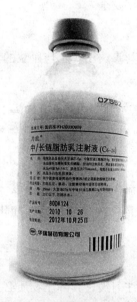

图 19 - 2　静脉注射用脂肪乳剂

（二）按注射体积分类

按注射体积分类，可分为注射液和输液。

（1）注射液即小体积注射剂，每次注射体积在 1～50ml 之间。

（2）输液即大体积注射剂，每次注射体积在 100ml 至数千毫升之间。

三、质量要求

由于注射剂直接注入人体内部，所以必须确保注射剂的生产质量，注射剂的质量要求如下。

（一）无菌

注射剂成品中不应含有任何活的微生物。不管用什么方法制备，都必须达到药典无菌检查的要求。

（二）无热原

无热原是注射剂的重要质量指标，特别是大剂量的、供静脉注射及脊椎腔注射的药物制剂，均需进行热原检查。

（三）澄明度

注射溶液要在规定条件下检查，不得有肉眼可见的浑浊或异物。鉴于微粒引入人体所造成的危害，目前对澄明度的要求更严。

（四）安全性

注射剂不能引起对组织刺激或发生毒性反应，特别是非水溶剂及一些附加剂，必须经过必要的动物实验，确保使用安全。

（五）渗透压

注射剂要有一定的渗透压，其渗透压要求与血浆的渗透压相等或接近。

（六）pH

注射剂的 pH 要求与血液相等或接近，血液 pH 7.4，注射剂一般控制在 4~9 的范围内。

（七）稳定性

注射剂多系水溶液，而且从制造到使用需要经过一段时间，所以稳定性问题比其他剂型突出，故要求注射剂具有必要的物理稳定性和化学稳定性，确保产品在贮存期内安全有效。

（八）降压物质

有些注射液，如复方氨基酸注射液，其降压物质必须符合规定，以保证用药安全。

第二节 注射剂的质量变异及原因

注射剂是密封于容器中的无菌制剂，但在生产和储存过程中，由于操作不当、使用原辅料及容器质量不佳或保管储存不善等各种原因易发生下列质量变异。

一、变色

注射剂受氧气、光线、温度、微量重金属等的影响，易发生氧化或分解而引起变色，变色是注射剂变质的一个重要标志。某些主药不稳定的注射剂（如维生素 C 注射液、盐酸普鲁卡因注射液、盐酸肾上腺素注射液等）在生产中往往加入抗氧剂或金属络合剂以及在安瓿中充入氮气等惰性气体，以使制剂稳定。但由于操作不慎，生产中通惰性气体量不足使空气排除未尽，灭菌时受热不均匀或储存养护不当，仍可使注射剂逐渐氧化分解而发生变色现象，或出现同一批号的产品出现色泽深浅不一的现象。

图 19-3 舒血宁（银杏叶提取物）注射液在储存过程中出现颜色不均的现象。

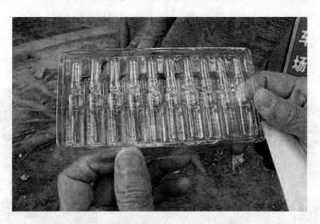

图 19-3　颜色不均的舒血宁（银杏叶提取物）注射液

二、生霉

液体注射剂由于灭菌不彻底、安瓿熔封不严、存有毛细孔或静脉注射液铝盖松动等原因，在储藏过程中常常会出现絮状沉淀或悬浮物，这是霉菌生长的现象。尤其是营养成分含量较高、本身又无抑菌作用的药品（如葡萄糖注射液、氨基酸注射液、右旋糖酐注射液、甘露醇注射液等）更易发生生霉现象。

三、析出结晶或沉淀

有些注射液（如磺胺嘧啶钠注射液、甘露醇注射液及油溶性注射液）遇冷后易析出结晶，但如果在热水中加热仍可溶解澄明，冷却至室温也不再析出结晶者，则仍可供注射用。如果注射液由于药品分解变质而出现析出结晶或出现沉淀者，则不再供药用。如复方氨基酸注射液（18AA-Ⅱ）遇冷易析出结晶，宜微温溶解后再用。

四、脱片

安瓿玻璃质量差，耐碱或耐蚀性不强，装入磺胺嘧啶钠、葡萄糖酸钙等碱性较强的药物或氯化钙、钠盐类的注射液，往往在灭菌后或长期储存时，由于药液对玻璃的侵蚀作用而发生"脱片"（即药液中出现闪光的玻璃屑）及浑浊现象。温度愈高，腐蚀作用愈强。因此灌装这类药品的注射液应使用耐碱性能较好的含钡或含锆的硬质中性玻璃安瓿，避免出现脱片现象。

五、产生白点白块

注射液在生产过程中如过滤不清、安瓿未洗净或吸收了空气中的二氧化碳等，药液中常会出现小白点、小白块。某些注射液在出厂时澄明度检查合格，但在储存一段时间后也会出现白点、白块，并且会逐渐增多，甚至使药液浑浊，产生沉淀。产生这种变化的原因比较复杂，主要是受原料、溶剂和安瓿质量的影响。如钙盐、钠盐注射液在储存期就较易产生白点；安瓿玻璃的碱度过高使药液酸碱度发生变化亦能产生白点或白块。图19-4注射液中出现清晰可见的透明杂质及白点。

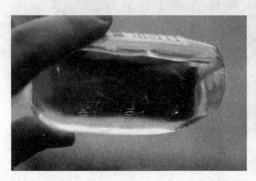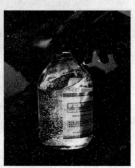

图19-4　注射液中清晰可见的透明杂质或白点

六、冻结

水溶液注射剂、水混悬型注射剂、乳浊型注射剂等，因溶剂是水或含水，在低温时易冻结。一般浓度低的注射液较易冻结，浓度高的较不易冻结。

（一）容器破裂，造成药液污染或损失

这是因为玻璃受冻后脆性增加，体积缩小，而药液受冻后体积膨胀，易将玻璃瓶或安瓿胀破。即使未破裂，轻微碰撞也会将容器振裂，容器容积越大越易冻裂。这可能是由于大容积容器单位面积受到压力大、碰撞机会多、碰撞时振动力大的缘故，因此大输液剂受冻后应尽量保持静止不动，以减少破裂产生。

（二）受冻后发生变质，不可供药用

某些注射液受冻后可发生变质致使不可供注射用，如胰岛素注射液受冻后蛋白质变性；葡萄糖酸钙注射液是过饱和溶液，受冻后析出大量沉淀，即使加热处理也不易完全溶解；混悬针剂受冻后分散系统破坏，解冻后不能均匀混悬等。

七、结块萎缩

粉针剂可因容器干燥不彻底，封口不严以及受光线、热等因素的影响而发生黏瓶、

结块或变色现象。冻干型粉针有时还会出现融化萎缩等变质现象。

八、其他

注射剂尚可因药物内因及各种外部因素的影响而发生水解、氧化、变旋、差向异构、聚合等内在质量变化变质失效而外观、性状却不一定有明显的变化。

第三节　注射剂的验收

注射剂的生产质量要求最高，同样在药品批发企业注射剂验收时也最为严格，在不进行破坏性检验的基础上感官检查色泽是否均匀无变色、是否黏瓶、结晶析出、浑浊沉淀、长霉、白点、白块、包装是否严密、封口是否漏气、瓶盖是否松动以及容器、印刷、装量等。

一、外形

（一）液体注射剂（包括水溶液和油溶液注射液、其他溶媒的注射液）

1. 各支（瓶）之间的色调应一致。

2. 有无变色（变黄、变红、变深等）现象。

3. 应无浑浊、析出结晶现象（除特殊规定者外）。有结晶时加温是否可以溶化。

4. 药液应澄明，无白块、色块、絮状物及可见异物等杂质，无长霉现象。

5. 安瓿是否漏气及有无冷爆。

6. 如为大输液、代血浆，应检查瓶塞、瓶盖的严密度及瓶壁有无裂纹。

图 19 - 5 圈内为注射液中的异物和飞虫。图 19 - 6 圈内注射剂的玻璃瓶出现破裂以及出现黑色异物。图 19 - 7 氯化钠注射液不仅严重变色还出现大块黑色"结石"污染药品。

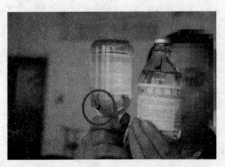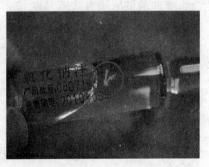

图 19 - 5　注射液中有异物和飞虫

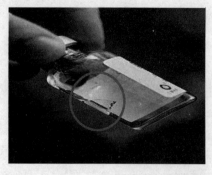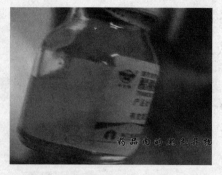

图 19-6　注射液玻璃瓶破裂及有褐色异物

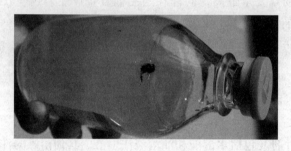

图 19-7　瓶内黑色大块"结石"使整瓶液体污染变色

（二）混悬注射液（包括水混悬和油混悬注射液）

有无颗粒粗细不匀或分层现象，若有分层，经振摇后观察应均匀混悬。

（三）注射用粉针剂

1. 注意药粉晶型。药粉应疏松，应无变色、粘瓶、结块等现象。

2. 冻干型粉针剂应呈疏松的块状物或粉末，应无液化、冻干粉收缩等现象。

二、装量

1. 各瓶液面高低应接近无明显差异。

2. 应与标示装量相符。

三、其他

如漏液、爆瓶、霉变、粉针剂结块、漏粉、冻干粉液化等情况。

第四节　注射剂的储存保管

注射剂在储存期的稳定性除了与药品本身的理化性质、生产工艺和包装方式有关外，还与储存条件和保管方法有密切的关系。

一、温湿度

注射剂的储存温度不定。对不同的注射液必须按照药品包装标签说明书上标示的温度进行储存，如储存在普通冷库、阴凉库，冷冻库或者特殊管理药品的冷库；而仓库的湿度都是按照规定35%～75%。

1. 有些注射液储存在常温库或阴凉库即可。图19-8的氯化钠注射液、葡萄糖注射液、注射用博来霉素等，储存在阴凉库中即可。

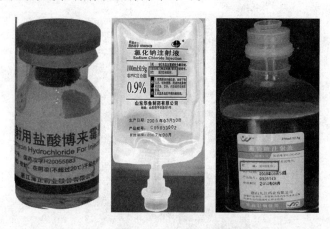

图19-8　常温（阴凉）下储存的注射液举例

2. 有些注射液储存在普通冷库中。某些注射液标签标注储存温度为2～8℃（或10℃）或冷处保存，则储存在普通冷库中，图19-9注射用胸腺素类注射液保存温度标注为2～8℃，胰岛素也应保存在2～8℃，人血白蛋白（S）在2～8℃下可保存5年。药品批发企业一般将普通冷库的温度区间设置为4～6℃，温度波动幅度小，更好地控制和保证了药品质量。脏器或酶类注射剂（如垂体后叶注射液、催产素注射液、注射用玻璃酸酶、注射用辅酶A），生物制品，如精制破伤风抗毒素、精制白喉抗毒素、白蛋白、丙种球蛋白、冻干人血浆等都需要在普通冷库中储存。

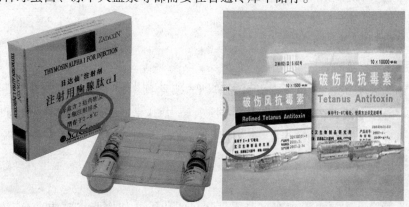

图19-9　需储存在普通冷库中的注射液举例

有些药品如蛋白同化激素及肽类激素既属于特殊管理的药品，保存温度又为 2～10℃（普通冷库），就储存在单独的普通冷库中；因此药品批发企业的普通冷库（2～10℃）一般有两个，其中一个是普通药品的普通冷库，另一个是用来保存如蛋白同化激素及肽类激素类的既需要特殊管理同时储存温度为 2～10℃的药品。

3. 某些疫苗需要储存在 -20℃以下（冷冻库），如脊髓灰质炎减毒活疫苗长期储存时，应该储存在冷冻库中才能在有效期 2 年中保证质量，图 19 - 10 某进口脊髓灰质炎减毒活疫苗就需要储存在冷冻库中。

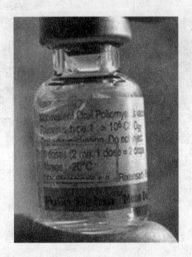

图 19 - 10　需储存在冷冻库中的注射液举例

二、避光

一般注射剂应避光储存，应按药典或药品包装上规定的条件保管。光线对一些化学活性强的药物影响尤为突出，易引起变色、变质、产生沉淀等，如肾上腺素、盐酸氯丙嗪、对氨基水杨酸钠、复方奎宁、维生素类等注射剂遇光均易变色变质，在储存保管中要注意采取遮光措施，以防紫外线照射。

三、注意时间

1. 钙、钠盐类注射液

氯化钠、乳酸钠、枸橼酸钠、水杨酸钠、碘化钙、碳酸氢钠及氯化钙、溴化钙、葡萄糖酸钙等注射液，久贮后药液能侵蚀玻璃，尤其是对于质量较差的安瓿玻璃，能发生脱片及浑浊（多量小白点）。这类注射液在保管时要注意"先产先出"，不宜久贮，并加强澄明度检查。

2. 中草药注射液

质量不稳定。主要由于含有一些不易除尽的杂质（如树脂、鞣质），或浓度过高、所含成分（如醛、酚、苷类）性质不稳定，在贮存过程中可因条件的变化或发生氧化、水解、聚合等反应，逐渐出现浑浊和沉淀。温度的改变可以促使析出沉淀。因此中草药注射液一般都应避光、避热、防冻保存，并注意"先产先出"，久贮产品应加强澄明度检查。

四、防冻

水溶液注射剂（水针剂），包括水混悬注射剂、乳浊型注射剂，因为溶剂是水，故在低温下易冻结，冻结后体积膨胀，而玻璃容器却是体积缩小，所以往往会使容器破裂；少数注射剂受冻后，即使容器没有破裂，也会发生质量变异，致使不可供药用。因此水溶液注射剂在冬季应注意防冻，库房温度一般应保持在0℃以上。浓度较大的注射剂冰点较低，如25%及50%葡萄糖注射液一般在零下11~13℃才能发生冻结。

五、防潮

目前注射用粉针有两种包装，一种为小瓶装，一种为安瓿装。小瓶装封口若为橡皮塞外轧铝盖再烫蜡，看起来很严密，但并不能完全保证不漏气，仍可能受潮，尤其在南方潮热地区更易发生吸潮变质，亦有时因运输贮存中的骤冷骤热，可使瓶内空气骤然膨胀或收缩，以致外界潮湿空气进入瓶内，从而使之发生变质。因此胶塞铝盖小瓶装的注射用粉针在保管过程中应注意防潮（绝不能放在冰箱内），并且不得倒置（防止药物或橡皮塞长时间接触而影响药物质量），有"效期"规定的尚应注意"先产先出，近期先出"。

六、注意储存方式

大输液、代血浆为大体积的水溶液注射剂，冬季除应注意防冻外，在储运过程中切不可横卧倒置。因盛装液的玻璃瓶口是以玻璃纸或薄膜衬垫后塞以橡胶塞（含有硫、硫化物、氧化锌、碳化钙及其他辅料等），但由于玻璃纸和薄膜均为半透膜，如横卧或倒置时，会使药液长时间与之接触，橡胶塞的一些杂质往往能透过薄膜而进入药液，形成小白点，贮存时间越长，澄明度变化越大（涤纶薄膜性能稳定，电解质不易透过）。玻璃纸本身也能被药液侵蚀后形成小白点，甚至有大的碎片脱落，影响药品的澄明度。

此外，在贮存或搬运过程中，不可扭动、挤压或碰撞瓶塞，以免漏气，造成污染。又因输液瓶能被药液侵蚀，其表面的硅酸盐在药液中可分解成偏硅酸盐沉淀，所以在保管中应分批号按出厂期先后次序，尽快周转使用。

七、特殊溶媒注射液的保管

1. 油溶液注射剂（包括油混悬液注射剂）、乳剂型注射剂

溶媒是植物油，内含不饱和脂肪酸，遇日光、空气或贮存温度过高，其颜色会逐渐变深而发生氧化酸败。因此油溶液注射剂一般都应避光、避热保存。油溶液注射剂在低温下有凝冻现象，但不会冻裂容器，解冻后仍能成澄明的油溶液或成均匀混悬液，因此可以不必防冻。

2. 使用其他溶媒的注射剂

这一类注射剂较少。常用的溶媒有乙醇、丙二醇、甘油或它们的混合溶液。因为乙醇、丙二醇和丙三醇（甘油）水的冰点较低，故冬季可不必防冻。如洋地黄毒苷注射液系用乙醇（内含适量甘油）作溶媒，含乙醇量为37%～53%，曾在室外零下10℃至零下30℃的低温下冷冻41天亦未冻结；又如氯霉素、合霉素注射液用丙二醇与适量的水作溶媒，在零下45℃亦不冻结。这类注射剂主要应根据药品本身性质进行保管，如洋地黄毒苷注射液及氯霉素注射液、合霉素注射液见光或受热易分解失效，故应于凉处避光保存，并注意"先产先出，近期先出"。

八、加强澄明度检查

注射剂在储存中，澄明度会起变化，如中草药注射剂久贮会发生氧化、聚合等反应，逐渐变混浊或产生沉淀；化学药制剂中的某些含盐类注射剂久贮会侵蚀玻璃，造成脱片，影响澄明度。因此注射剂储存养护应加强澄明度检查。

1. 简述注射剂的定义和特点。

2. 注射剂的种类以及溶剂溶质的特点是什么？

3. 注射剂与其他剂型相比较最突出的质量要求有哪些？

4. 注射剂在储存养护过程中常见的质量变异现象有哪些？

5. 在储存过程中如何加强对注射剂的养护？

6. 请你从网络上搜索一些生物制品注射剂图片，并查出它们储存的温度、湿度要求。储存在冷冻库和普通冷库的生物制品注射剂各两例。

7. 请你从网络上搜索出注射剂质量的变异图片，并下载。

8. 请你从网络上搜索出某一注射剂品种的真伪鉴别方法。

糖 浆 剂

糖浆剂是指含有药物、药材提取物或芳香物质的浓蔗糖水溶液，供口服应用。

糖浆剂中含糖量应不低于45%（g/ml）；主要附加剂为防腐剂，也可添加色素。

糖浆剂如果含蔗糖浓度高，渗透压大，微生物的生长受到抑制；如果含糖浓度低易被真菌、酵母菌和其他微生物污染，使其发酵、生霉、酸败及产生浑浊，需要添加防腐剂。

糖浆剂中的防腐剂主要有羧酸类及尼泊金类。羧酸类中常用0.1%～0.25%苯甲酸，0.05%～0.15%山梨酸；此外也可用丙酸，使用此类防腐剂时，在酸性条件下效果为佳。尼泊金类对真菌的抑制效能较羧酸类强，对酵母菌的抑制效能不如羧酸类，对细菌的抑制效能较弱。此类防腐剂毒性较低，广泛用于糖浆剂、煎膏剂的防腐，以偏酸性效果为佳。

第一节 糖浆剂的验收

药品流通企业糖浆剂的验收以检查外包装为主，在不破坏内外包装基础上进行感官检查，包括澄清度、浑浊、沉淀、结晶析出、异物、异臭、发酵、产气、酸败、霉败、渗漏及包装等。

一、外观检查

取糖浆剂10瓶，在自然光亮处直立、倒立平视三步法旋转检视，应澄清、无浑浊、沉淀或结晶析出，不得有异物。含有药材提取物的糖浆，允许有少量轻摇易散的沉淀；不得有异臭、发酵、产气、酸败、霉变等现象；应色泽一致，无变色、褪色等现象。

二、包装检查

糖浆剂外包装的名称、批号、包装数量等应与内容物相符，封口应严密，印字应清晰、端正。糖浆剂内封口应严密，瓶塞、瓶盖应配套，瓶外无糖浆痕迹，瓶口无生霉现象。

三、渗漏检查

取糖浆剂一箱，将原包装倒置 25 分钟后，启箱观察，渗漏瓶数不得超过 3%。

第二节 糖浆剂的质量变异及原因

一、霉败

霉败即指糖浆剂被微生物污染后生霉和发酵，以致引起糖浆的变质。霉败的主要原因有药材不纯净、蔗糖质量不好、糖浆剂生产过程中用具处理不当导致空气中的真菌、酵母菌及其他微生物带入制剂中、含糖浓度低、温度光线的影响等。

二、沉淀

糖浆剂在储存过程中，有时会出现浑浊或沉淀，其产生的主要原因包括糖的质量差、含浸出制剂（如流浸膏、浸膏和酊剂等含高分子杂质，呈不稳定的胶体状态存在）、糖浆败坏、配伍不当等。

三、变色

变色多出现于有着色剂的糖浆，主要是由于色素遇还原性药物或在光线作用下逐渐褪色。此外，糖浆剂（特别是酸性糖浆）在制备时加热过久或储存温度过高，由于转化糖量的增加，亦会使糖浆颜色变深变暗。

第三节 糖浆剂的储存保管

一、一般保管方法

糖浆剂受热、光照等因素，均易产生发酵、酸败、产气，最好贮存于 20℃ 以下的阴凉库，并注意避免日光照射。库内相对湿度亦按 35% ~ 75% 进行控制。

二、防霉

糖浆剂中糖的浓度较高，本身具有良好的防腐作用。含糖浓度低的糖浆剂一般加有防腐剂。在储存保管期间，如糖浆剂包装不严、受热或污染，则仍然会出现生霉、发酵甚至变酸、发臭现象。有时发酵产生的二氧化碳气体较多，受热膨胀可使容器爆破。在南方湿热地区，这种情况尤易发生。

糖浆剂的保管养护，关键在于防止糖浆霉败，其主要措施应以防热、防污染为主。

三、防冻

初步试验，含糖量在60%（g/ml）以上的药物糖浆在 - 21.5℃的低温下一般不冻结，这主要是因为药物及稳定剂、防腐剂的共同作用导致冰点降低，它们的冰点远远低于含糖量60%（g/ml）的单纯蔗糖溶液。

因此药用糖浆剂含糖量在60%（g/ml）以上的，一般可不防冻，个别特冷地区可根据情况确定；含糖60%（g/ml）以下的制剂，视各地气温考虑是否需要防冻。

若糖浆剂遇冷受冻，一般可置室温中自行解冻，受冻严重可置温水中缓缓融化，解冻后恢复澄清者仍可供药用。

1. 单糖浆的浓度是多少？
2. 在制备糖浆剂时可以通过什么样的方式增加糖浆剂的防腐性？
3. 糖浆剂为什么容易发霉？
4. 糖浆剂需要防冻吗？一般储存在什么温湿度条件下？
5. 请你从网络上搜索出糖浆剂质量的变异图片，并下载。
6. 请你从网络上搜索出某一糖浆剂品种的真伪鉴别方法。

第二十一单元

水 剂 类 药 品

第一节 水剂类药品简介

一、定义

水剂类药品指以水为溶剂制成的各种制剂。

水剂类药品实际上是按照商业保存习惯分类的称呼，包含的种类非常多，是液体制剂中应用比较广泛的剂型。以水做溶剂的注射剂也属于水剂类，但通常把它放在注射剂章节介绍。

二、种类

（一）溶液剂

溶液剂一般为非挥发性药物或少数挥发性药物的澄明溶液，如各种口服溶液，大多以水为溶剂；也有以乙醇、植物油或其他液体为溶剂者，溶液剂供内服和外用，如复方碘溶液。

（二）芳香水剂

芳香水剂系指挥发油或其他挥发性芳香药物的饱和或近饱和澄明水溶液。主要用作溶剂和矫味剂，如薄荷水等。挥发性芳香药物容易挥发分解、霉败变质，常因挥发性物质盐析而呈浑浊。

芳香性植物药材用水蒸馏法制成的含芳香性成分的澄明馏出液，称为露剂或药露，如金银花露等。

（三）混悬剂

混悬剂（suspension）系指难溶性固体药物以微粒状态分散于分散介质中形成的非均匀的液体制剂。混悬剂中药物微粒一般在 $0.5 \sim 10\mu m$ 之间，属于热力学不稳定的粗分散体系，所用分散介质大多数为水。

毒剧药或剂量小的药物不应制成混悬剂使用。

（四）乳剂

乳剂系指一相液体以液滴状态分散于另一相液体中形成的非均相液体分散体系，

分成油包水型乳剂（大多数外用，如松节油搽剂、石灰搽剂）和水包油型乳剂（如乳白鱼肝油），前者连续相为油脂分散相为水溶液，后者连续相为水溶液分散相为油脂；除了上述这两类乳剂之外还有复合乳剂。

乳剂属于热力学不稳定体系，经常发生分层、絮凝、转相、破乳、酸败等。

（五）合剂

合剂系指由两种或两种以上可溶性或不溶性药物制成的液体制剂，一般以水作溶剂，供内服用。按分散系统的不同，合剂可分为溶液型合剂（如三溴合剂）、胶体液型合剂（如胃蛋白酶合剂）、混悬液型合剂（如复方甘草合剂）。

在临床上除滴剂外，所有的内服液体制剂都属于合剂。

（六）滴眼剂、滴鼻剂和滴耳剂

滴眼剂系指由药物与适宜辅料制成的无菌水性或油性澄明溶液、混悬液或乳状液，供滴入的眼用液体滴眼液。滴眼剂系局部用药，对眼部具有杀菌、消炎、扩瞳、缩瞳、麻醉等作用。

滴鼻剂是专供滴入鼻腔内使用的液体药剂，可发挥局部治疗和全身性治疗作用。若为混悬液液或乳浊液，其成品必须均匀细腻。如复方泼尼松滴鼻剂。

滴耳剂指将药物制成供滴入耳腔内的外用液体药剂，对耳道起清洁、消炎、收敛等作用。如复方虎耳草滴耳剂、黄连滴耳液、复方硼酸滴耳液、复方新霉素滴耳剂等。

（七）凝胶剂（也有划为半固体制剂）

凝胶剂系指药物与能形成凝胶的辅料制成溶液、混悬或乳状液型的稠厚液体或半固体制剂，有黏膜、口服、注射给药，如氢氧化铝凝胶、镁乳用于内服。

（八）洗剂

洗剂一般系指含水、醇等为溶剂的外用液体制剂，一般具有清洁、消毒、止痒、收敛和保护的作用，如苯甲酸苄酯洗剂、炉甘石薄荷脑洗剂等。用时要摇匀。

与洗剂近似的液体制剂还有搽剂与涂膜剂，但是溶剂均为乙醇等油溶性物质，不属于水剂之类。

搽剂指药物用乙醇、油或适当的溶剂制成的溶液、乳状液或悬浮液，供无破损皮肤揉擦用的液体制剂。

涂膜剂系指将高分子成膜材料及药物溶解在挥发性有机溶剂中制成的可涂布成膜的外用液体制剂。用时涂于患处，溶剂挥发后形成薄膜，对患处有保护作用，同时逐渐释放所含药物起治疗作用。溶剂一般为乙醇、丙酮或二者混合物。

第二节　水剂类药品的验收

药品流通企业水剂类药品的验收主要是进行外包装的检查，在不破坏内包装的基础上进行感官检查，一般采用眼观、鼻闻等方法。

一、一般检查

1. 封口检查

检查封口是否严密，容器有无破损，是否有渗漏（倒置于水平桌面上 15 分钟，观察是否有液体流出）。

2. 药液检查

检查药液内是否有杂质、异物、是否浑浊、沉淀、变色，有无异味、异臭、霉变现象。

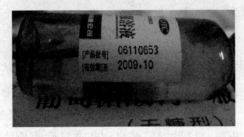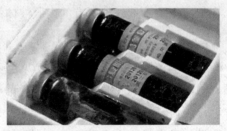

图 21 – 1　口服液变质

3. 装量检查

检查装量与标示量是否相符。

4. 标签检查

检查所贴标签是否符合规定。

二、各种剂型的检查项目

1. 溶液剂、芳香水剂

溶液应澄明、不浑浊、无沉淀、没有杂质、异物；不得有变色、异臭、酸败、霉变等不良现象，图 21 – 2 某口服液中出现漂浮物和黑蚂蚁。

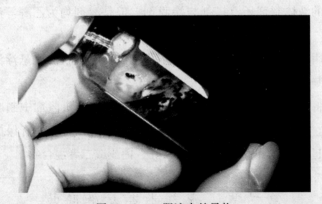

图 21 – 2　口服液中的异物

2. 混悬剂

检查微粒大小是否符合要求，是否均匀一致、下沉缓慢，振摇后能否均匀分散，有无结块现象，数分钟后有无分层现象；不得有变色、异味、酸败、霉变等现象。

3. 乳剂

检查有无酸败、异臭、异味、分层等现象。

4. 合剂

溶液型合剂应检查是否澄清，无变色、沉淀、结晶、颗粒和异物；混悬型合剂应先进行振摇，看能否混悬均匀，数分钟后有无分层现象；胶体型合剂应无凝聚、结块等现象。

5. 滴眼剂、滴鼻剂和滴耳剂

观察是否有异物、絮状沉淀、结晶等。

第三节　水剂类药品的质量变异及原因

一般水剂类药物都以水为主要溶剂，并且水占极大比例，药物所占比例极小，所以水剂类药品的特点实际上是水的特点，稳定性差，防腐性弱，容易发生很多变异现象。

一、发霉

因为水剂类药品稳定性差，药物比例小，所以防腐性弱，包装不严，在适当的温度下易受霉菌的污染，发臭发霉，特别是芳香水剂、凝胶剂、乳剂、合剂。有些口服溶液含糖量较高，长时间暴露在空气中很容易生菌，药品长毛发霉，也有可能是药瓶有裂缝，或者是封口不严，使药液与空气接触产生了发霉物。

二、沉淀

某些溶液剂、滴眼剂、合剂、芳香水剂等久储后易产生沉淀，其主要原因是药物在水溶液中容易发生水解、氧化等化学反应，或吸收空气中的二氧化碳产生不溶性沉淀。空气、温度、光以及玻璃容器的耐酸、耐碱性也能促进此类现象发生。中草药液体制剂久储也易产生沉淀，主要是生产过程中没能将其杂质过滤完全或沉淀不完全而在储存中逐渐析出的缘故。图21-3某口服溶液在储存过程中出现沉淀和玻璃碴。

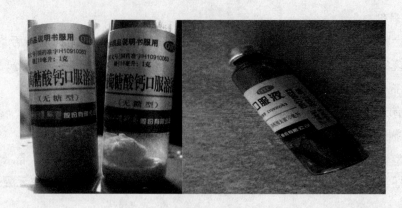

图 21 - 3　有白色沉淀及玻璃碴的口服液

三、变色

有些药物在水剂中受空气、温度、光的影响，易氧化分解而失色，如磺胺类滴眼剂遇光颜色变黄变深；而盐酸肾上腺素溶液受光和空气影响极易氧化，从粉红色变成棕色再变成棕褐色并产生沉淀。

四、冻结

水剂类药品在过低温度下或严寒气候下易发生冻结。由于体积膨胀，还会冻裂容器。乳剂、凝胶剂冻结后还会破坏剂型引起分层，界面膜破坏、油脂酸败，解冻后往往不能摇匀恢复原状。

此外，在储存中某些水剂中所含的药物成分易挥发、氧化、水解，从而减效、变质和失效，如芳香水剂的主要成分、过氧化氢中的氧、氨溶液中的氨等。

第四节　水剂类药品的储存保管

一、温湿度

控制库房温度，一般贮存于30℃以下的常温库，对湿度方面没有严格要求，但仍严格以35%～75%为准。库温过高时，某些成分易挥发。

二、防冻

水剂类药品因为溶剂是水，含水量高，所以在低温下容易发生冻结，因此冬季要防冻。

三、防霉

水剂类药品一般含药量较低，溶剂为水，因此防腐能力差，多不稳定，容易发霉变质，有时还会变色、变味、沉淀、分层、挥发、分解等，所以要防霉，严防污染。尤其是滴眼剂是无菌包装，所以在储存养护中更要注意防霉。

四、防撞击

有的水剂类药品用玻璃容器盛装，碰撞易碎，所以在运输搬运过程中要注意外包装上运输指示性标志，轻拿轻放，以免破裂损坏。

五、芳香水剂的保管养护

芳香水剂的主药是挥发性油，溶剂是水，二者稳定性和防腐性均很差，所以多数芳香水剂性质不稳定，易挥发、霉败、变臭、分解变质等，尤其是含萜烯结构的挥发油更容易氧化，氧化后不但失去原味，而且产生的树脂性黏稠物质易黏着于瓶口。光、温度、空气等均可影响其质量。高温能使芳香成分挥发，冰冻能使挥发性成分游离出来，封口不严可使其霉败变味或滋生微生物；长期光照会加速芳香物及对光敏感物质等的光化降解反应。因此，芳香水剂一般都应密封，并避光保存在凉处，冬季需防冻。

六、混悬剂和乳剂的保管养护

温度是影响混悬剂和乳剂药品质量最主要的外在因素。

温度能影响混悬剂分散媒的黏度从而影响药物微粒的沉降速度，因此除按一般水剂类的要求外，特别要注意气温变化情况和地区温度差异的影响。

乳剂的性质不稳定，易分层（乳析）、破裂、油类酸败等，最后导致油水分离，虽经振摇也不能恢复原有乳剂的状态。温度过高使乳剂黏度下降而促使其发生分层；温度过低使乳剂析出结晶而破坏乳化层。空气、光线对乳剂也有影响，含植物油的乳剂若包装不严，在遇光受热过久的情况下易酸败。乳剂还易受微生物污染而霉变、发酵活油乳剂破坏等现象。因此乳剂在保存时应严密封口，存于阴凉避光处。冬季还应注意防冻。

七、注意有效期

很多溶液剂药品的稳定性较差，易氧化、分解、沉淀、变色、霉变和产生异臭等，所以注意有效期，掌握"先产先出，近期先出"的原则，不宜久储，在接近失效期要及时填报"药品催销表"。

1. 常见水剂类药品有哪些？有哪些优缺点？
2. 水剂类药品在储存过程中容易发生哪些质量变异现象？

3. 水剂类药品在储存过程中如何加强养护?

4. 有些洗剂、搽剂等有可能是药品,有可能是消毒品,也有可能是化妆品,请你从网络上搜索出两例药品品种的水剂类品种及其对应的非药品品种。

5. 请你从网络上搜索出胶囊剂质量的变异图片,并下载。

6. 请你从网络上搜索出某一水剂类药品品种的真伪鉴别方法。

第二十二单元

含乙醇制剂

第一节 含乙醇制剂简介

一、定义

含乙醇制剂不是一种剂型，而是以乙醇为溶剂的几类剂型的总称，包括酊剂、醑剂、流浸膏剂、酒剂（药酒）、洗剂等，如牙痛水、癣药水、碘酒、颠茄流浸膏等，可口服也可外用。本书主要介绍前三者。

某些注射剂也是以乙醇为溶剂，一般划归为注射剂类，此处不再赘述。

二、种类

酊剂（tincture），酊剂系指药物用规定浓度的乙醇浸出或溶解而制成的澄清液体制剂，亦可用流浸膏稀释制成，供内服或外用。酊剂制备简单，易于保存，不易生霉，但溶剂中含有较多乙醇，因此临床应用有一定的局限性，儿童、孕妇、心脏病及高血压等患者不宜内服使用。

醑剂（spirit）系指挥发性药物的浓乙醇溶液。由于醑剂中的挥发油易氧化、酯化或聚合，久贮会变色，甚至出现黏性树脂物沉淀，故应贮于密闭容器中，且不宜久贮。

含挥发性碘的乙醇制剂应属于醑剂，但习惯上仍称为"碘酊"或"碘酒"。

流浸膏剂（fluidextract）指药材用适宜的溶剂浸出有效成分，蒸去部分溶剂，调整浓度至规定标准而制成的制剂。

第二节 含乙醇制剂的验收

药品流通企业含乙醇制剂的验收一般以外包装检查为主，在不破坏外包装的前提下，进行外观检查，主要检查色泽、澄清度、异物、渗漏及包装等。

至于乙醇含量的测定，装量检查、装量差异限度的检查等都属于药品质量检测范围。

取检品 10 瓶，在自然光亮处直立、倒立、平视三步旋转检查。

一、酊剂

1. 色泽应一致，无明显变色现象。

2. 药液应澄清，无结晶析出（中草药提取制剂允许有少量轻微浑浊或沉淀）。

3. 不应有较大的纤维、木塞屑、块等异物。

4. 包装封口应严密，瓶塞、瓶盖应配套，瓶外整洁，瓶签清楚，不得有污物粘瓶。

5. 外包装无发霉、变色情况。

二、流浸膏剂

1. 色泽应一致，无变色现象。

2. 无结晶析出，允许少量沉淀及轻微浑浊。

3. 不得有异物、异臭。

三、渗漏检查

抽检时将检品原箱倒置 15 分钟（流浸膏剂为 30 分钟）后，启箱观察，不得有渗漏（图 22－1）。

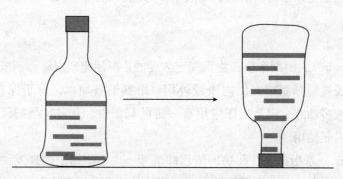

图 22－1　渗漏倒置检查示意图

第三节　含乙醇制剂的质量变异现象

含乙醇制剂由于溶剂是乙醇，且含乙醇比例较高，而乙醇本身具有很好的防腐性，所以含乙醇制剂防腐性高，不容易生霉，可以久储，但容易产生沉淀和变色等变异现象。

一、沉淀

大部分酊剂、流浸膏剂产生沉淀的原因是由于某些杂质引起的，而不是有效成分的变化。由于含乙醇制剂中的浸出药物多为植物中提取，而植物性生药中某些无效成分如树胶蛋白质等大分子杂质在提取后成胶体状态悬浮于液体中，生产时透明，但在储存过程中，胶体微粒发生凝结而产生浑浊或沉淀。流浸膏剂含有效成分的浓度比酊剂高得多，远比酊剂稠厚，所以储存过程中析出沉淀也多。

此外，储存时温度过低，因为药物的溶解度随温度的降低而减少，所以可使酊剂流浸膏剂发生沉淀，当天气转暖后即可转为澄清溶液，不影响使用。

此外在储存中由于包装不严透气性好或温度高，可使乙醇挥发，含醇量下降、药液变浓而发生沉淀；温度、光线的影响可使这些制剂产生沉淀；玻璃容器质量差，在储存过程中玻璃表面析出游离碱使酊剂流浸膏剂 pH 发生变化。

二、变色

含植物性生药制成的酊剂流浸膏剂久储后渐变为绿褐色，光线也促进变色。

三、效价下降

某些酊剂流浸膏剂所含的有效成分不稳定，如洋地黄酊剂中的强心苷类、麦角酊、麦角流浸膏等的生物碱容易破坏失效。

四、挥发

酊剂因为含乙醇量高，乙醇容易挥发，所含药物多为挥发油具有挥发性，若包装不严或温度过高，可挥发减量或析出结晶；并且由于挥发，挥发油的氧化聚合等反应，出现颜色变黄，瓶口容易出现黏性树脂物。

第四节　含乙醇制剂的保管养护

含乙醇制剂的溶媒是乙醇，所以含乙醇制剂的保管养护主要是依据乙醇的特点进行保管养护的。乙醇有良好的防腐性及不易冻结，但是有较强的挥发性和燃烧性，所以含乙醇制剂冬季不易发生冻结，很容易挥发和燃烧，一般储存在阴凉库避光保存。

一、防热防挥发

大多数含乙醇制剂，在储存过程中比较稳定不容易受微生物的污染，因为乙醇具有良好的防腐作用，含乙醇量在 40% 以上的还能延缓某些药物的水解，只有少数品种如洋地黄酊、麦角流浸膏等易分解变质。

但含乙醇制剂的溶剂是乙醇，在制剂中占绝大比重，乙醇虽有很好的防腐性但也有较强的挥发性，所以含乙醇制剂必须防热防挥发，在阴凉处或阴凉库保存。尤其夏季注意防热，不宜堆码过高，应适当留出顶距。储存过程中应经常检查有无挥发性减量，若有挥发性应及时整理加固包装。

二、防火

乙醇容易燃烧，属于一级易燃液体，所以在含乙醇制剂储存地点要严禁烟火，杜绝火源火种，并防止与易燃物品共存一处，以防引起火灾。夏季更要注意防火。

三、避光

许多含乙醇制剂的有效成分遇光易变质，如阿片酊（含吗啡）、麦角流浸膏等，受日光照射后能发生沉淀、变色、效价或含量降低等变化。所以含乙醇制剂一般都应密封在遮光容器内，在阴凉处保存。

四、防久贮变质

有"效期"规定的制剂或个别易分解变质的含乙醇制剂，除应按上述要求进行保管外，还应进行定期检查，严格掌握"先产先出，近期先出"，以防过期失效或久贮变质。

五、无须防冻

含乙醇制剂的溶剂乙醇冰点较低不易冻结，含乙醇量越高，冰点越低，越不容易发生冻结；药物浓度越高，冰点越低；实验证明含乙醇量在40%以上的制剂，在冬季储存过程中一般不必防冻。某些生药酊剂，在低温下发生大量沉淀，含有结晶药物的酊剂如癣药水等在低温下析出结晶，但随着温度的升高，这些沉淀结晶能重新溶解，不影响质量。

1. 酊剂、酏剂、流浸膏剂的异同点是什么？
2. 含乙醇制剂与水剂的区别是什么？
3. 含乙醇制剂的质量变异现象有哪些？
4. 含乙醇制剂如何养护？
5. 请你从网络上搜索出酊剂、酏剂、流浸膏剂各一品种，并下载图片。
6. 请你从网络上搜索一个含乙醇制剂的品种的真伪鉴别方法，并下载图片。
7. 请你从网络上搜索出含乙醇制剂质量的变异图片，并下载。